上海老年教育

上海市老年教育普及教材
上海市学习型社会建设与终身教育促进委员会办公室

老年人常见慢性病运动康复指导

科学出版社
北京

上海市老年教育普及教材编写委员会

本书编写组

主　编：陈佩杰　王　茹

副主编：王雪强　刘向云　崔　芳　贾　杰

参　编（按姓氏拼音排序）

陈炳霖　陈昌成　范恺怡　施晓剑

王宣琳　吴　亚　张　娟　张之旺

策　划

朱丘桢　杜道灿

前　言

根据上海市老年教育“十二五规划”提出的实施“个、十、百、千、万”发展计划中“编写100本老年教育教材，丰富老年学习资源，建设一批适合老年学习者需求的教材和课程”的要求，在上海市学习型社会建设与终身教育促进委员会办公室、上海市老年教育工作小组办公室和上海市教委终身教育处的指导下，由上海市老年教育教材研发中心会同有关老年教育单位和专家共同研发的“上海市老年教育普及教材”，共100本正式出版了。

此次出版“上海市老年教育普及教材”的宗旨是编写一批能体现上海水平的、具有一定规范性及示范性的老年教材；建设一批可供老年学校选用的教学资源；完成一批满足老年人不同层次需求的、适合老年人学习的、为老年人服务的快乐学习读本。

“上海市老年教育普及教材”的定位主要是面向街（镇）及以下老年学校，适当兼顾市、区老年大学的教学需求，力求普及与提高相结合，以普及为主；通用性与专门化相兼顾，以通用性为主。编写市级普及教材主要用于改善街镇、居村委老年学校缺少适宜教材的实际状况。

“上海市老年教育普及教材”在内容和体例上尽力根据老年人学习的特点进行编排，在知识内容融炼的前提下，强调基础、实用、前沿；语言简明扼要、通俗易懂，使老年学员看得懂、学得会、用得上。教材分为三个大类：做身心健康的老年人；做幸福和谐的老年人；做时尚能干的老年人。每个大类包涵若干教材系列，如“老年人万一系列”、“中医与养生系列”、“孙辈亲子系列”、“老年人心灵手巧系列”、“老年人玩转信息技术系列”等。

“上海市老年教育普及教材”在表现形式上，充分利用现代信息技术和多媒体教学手段，倡导多元化教与学的方式，创新“纸质书、电子书、计算机网上课堂和无线终端移动课堂”四位一体的老年教育资源。在已经开通的“上海老年教育”App上，老年人可以免费下载所有教材的电子版，免费浏览所有多媒体课件；上海老年教育官方微信公众号“指尖上的老年学习”也已正式运营，并将在2015年年底推出“老年微学课堂”，届时我们的老年朋友可以在微信上“看书”、“听书”、“学课件”。

“上海市老年教育普及教材”编写工作还处于起步阶段，希望各级老年学校、老年学员和广大读者提出宝贵意见。

上海市老年教育普及教材编写委员会

2015年6月

目录

Mulu

第七章 脑卒中运动指导

第八章 肩周炎运动指导

第九章 腰痛运动指导

第十章　慢性阻塞性肺病运动指导

第十一章　颈椎病运动指导

第一章 运动的益处和风险

运动是一种有计划的、有组织的、可重复的，旨在促进或维持一种或多种体适能的体力活动。体力活动是指由骨骼肌运动消耗能量而产生的身体活动，根据体力活动的行为可分为工作、日常生活活动、娱乐活动、运动健身活动等。

随着社会化进程的不断加快，生活水平的日益提高，人们的生活、工作方式放生了剧烈的变化，体力活动变得越来越少。研究表明体力活动的缺乏是心血管疾病、糖尿病、癌症、骨关节疾病（骨质疏松和骨关节炎）等慢性疾病的共同危险因素之一。

关于运动有益健康的全球建议

“运动即良医”，2007年美国运动医学会（ACSM）将其作为一项解决全球公共卫生问题的健康促进行动正式提出，并且立即得到了多个国家的响应和推广。2010年世界卫生组织（WHO）发布了关于《关于身体活动有益健康的全球建议》的文件，文件中明确指出：缺乏身体活动已成为全球范围死亡的第四位危险因素。鉴于体力活动重要性，文件中针对不同年龄段人群提出了不同的运动建议，其中对于65岁以上老年群体，文件中提出了以下运动建议：

✧ 老年人应每周至少完成150分钟中等强度有氧活动，或至少每周75分钟高强度有氧活动，或中等强度和高强度两种活动相当量的组合。
✧ 有氧活动应该每次至少持续10分钟。
✧ 为获得更多的健康效益，该年龄段的成人应增加有氧活动量，达到每周300分钟中等强度，或每周150分钟高强度有氧活动，或中等和高强度两种活动相当量的组合。
✧ 活动能力较差的老年人每周至少应有3天进行增强平衡能力和预防跌倒的活动。
✧ 每周至少应有2天进行大肌群参与的增强肌肉力量的活动。
✧ 由于健康原因不能完成所建议身体活动量的老人，应在能力和条件允许范围内尽量多活动。

体力活动的益处

➢ 预防和减缓骨质疏松、增加骨密度

绝经后妇女的骨质流失速度是同年龄段男性的3倍，研究显示规律性的运动锻炼，包括有氧运动如承重练习、抗阻力量练习等可延缓因雌激素缺乏导致的骨量快速丢失，改善骨密度，减少骨质疏松性骨折的发生，从而预防和治疗绝经后骨质疏松症。

➢ 预防和治疗心脑血管疾病

体内血管壁血糖和血脂可使血管壁变脆、发生阻塞，是诱发心脑血管疾病的高危因素，患有心脑血管疾病的患者进行适当体育锻炼有助于调节体内血糖、血脂及血压状况，维持血管弹性和质量，可有效预防心脑血管疾病的发生。

➢ 预防和治疗糖尿病

1935年著名糖尿病学家Joslin总结道“体力活动应当视为糖尿病的治疗工具”，并提出著名的“三驾马车”理论。单纯的饮食疗法对糖尿病患者的血糖并不理想，尤其是2型糖尿病患者由于存在着胰岛素抵抗，控制饮食不能有效改善胰岛素的敏感性，必须配合运动锻炼才能有理想的治疗效果。

➢ 预防和缓解颈腰痛

长时间的坐位下工作及不恰当的姿势习惯，将会导致颈腰痛的问题。据统计，在人的一生中几乎都会经历颈腰痛的问题，其中半数以上的人群可在短时间内得到缓解，但仍有相当一部分人发展为慢性颈腰痛。运动训练，尤其是腰背部核心肌群的力量训练在康复医学界已经广泛应用于颈痛、腰痛患者的治疗性训练中，其对预防和缓解颈部、腰部慢性疼痛有着不可忽略的重要作用。

➢ 减肥

体力活动的减少和营养过剩导致的肥胖，已成为社会热点话题。每年因为肥胖而导致的心血管疾病的发生居高不下，减肥几乎已经成为全民运动，饮食控制和体力锻炼成为减肥的重要的手段。一定负荷的体力锻炼能充分消耗人体过剩的脂肪和能量，在减肥中发挥着最关键的作用。

体力活动的风险

规律性的运动训练有诸多益处，但是仍具有一定的风险，患有以下病症的人群不适宜进行锻炼或者必须在专业人员的指导下进行锻炼，不提倡随意进行锻炼。

➢ 急性心血管疾病

虽然提倡有心脑血管病史的中老年人进行规律性的运动，但运动过程中会暂时增加心血管疾病发生的风险。剧烈运动时易发生的心血管疾病包括脑血管意外、心律失常、主动脉夹层、心肌炎，甚至可能发生猝死。

➢ 关节和肌肉损伤

不恰当的运动训练强度和错误的运动习惯会导致关节和肌肉损伤。以慢跑为例，运动前若未做好充分的热身训练，或者运动着装不当会导致髋外侧肌肉拉伤、踝扭伤，骨质疏松者甚至有发生应力性骨折的可能。

➢ 哮喘和呼吸道反应性增高

气温过低、空气重度污染、雾霾天，以及过分暴露在过敏原中，尤其在冬春之交，诱发哮喘和呼吸道疾病的概率将会变大。进行户外运动前，应充分考虑当日空气状况及身体状况，禁止在身体过度疲劳下进行运动。

➢ 其他

运动时间段选择不当、运动强度过大以及伴随运动过程中的意外事件都会成为运动风险的一部分。譬如，对于骨质疏松的中老年运动者，意外跌掉则很可能会导致肢体骨折以及其他身体创伤。

那么，如何在科学的指导下进行锻炼，避免盲目锻炼所带来的危害呢？本书希望通过简单易懂的文字和清晰的图片，能够直观明了地为大众了解如何进行科学锻炼和如何规避运动中的风险带来些许帮助。

第二章 冠心病运动指导

知识点汇总

➤ 知识点一：冠心病的定义

冠心病的全称为冠状动脉粥样硬化性心脏病，也称缺血性心脏病。

➤ 知识点二：冠心病的临床表现

冠心病的临床表现为心绞痛、心肌梗死及心源性猝死等。

➤ 知识点三：冠心病的致病因素

冠心病的致病因素包括：生理或生化因素，不健康的生活方式，社会心理因素，遗传因素等。

➤ 知识点四：冠心病患者的康复运动指导

冠心病患者以中等强度的有氧运动（40%～60%最大摄氧量）为主，辅以肌肉力量练习和肌肉牵伸练习，可加快心脏功能的康复，并可预防和减少并发症，提高患者对生活的信心。

冠心病的概述

冠状动脉粥样硬化性心脏病简称冠心病，也称缺血性心脏病，临床上表现为心绞痛、心肌梗死及心源性猝死等。冠心病是严重威胁人类健康的常见病，多发于40岁以上成人，男性发病早于女性，经济发达国家发病率较高，发展中国家发病率也逐渐增高。近年来，冠心病的发病趋于年轻化，已成为威胁人类健康的主要疾病之一。

冠心病的发病机制为：心肌的供氧量不能满足心肌耗氧量的需要。当心肌缺氧时，会导致心绞痛发作，出现胸闷、心前区痛，并放射到颈部、上臂等处，严重时出现心肌梗死，甚至心源性猝死。通过心肺耐力的锻炼，能够提高心肌的供氧量。

目前针对冠心病的致病危险因素有很多，包括：

✧ 生理或生化因素：高血压、血脂异常（总胆固醇过高、甘油三酯过高、高密度脂蛋白胆固醇过低）、超重/肥胖、高血糖/糖尿病。

✧ 不健康的生活方式：吸烟、不合理膳食（高脂肪、高胆固醇、高热量等）、缺少体力活动、过量饮酒。

✧ 社会心理因素：紧张的脑力劳动、情绪易激动、精神紧张。

✧ 遗传因素。

其中高血压、高胆固醇血症、糖尿病和吸烟被认为是最重要的。少数病例可能有家族性遗传因素。

冠心病患者的康复运动指导

运动锻炼在国际上已成为冠心病临床治疗的基本组成部分。运动锻炼的主要目的是加强心脏摄氧功能，通过心肺耐力的锻炼，能够提高心肌的供氧量。康复锻炼后心肌梗死的致死率降低25%，患者的日常生活质量提高，病态降低，医疗的总体费用降低。其中主要包含了有氧训练、力量训练等。冠心病患者的自我锻炼应该持续终生。

冠心病患者的康复分为3期：住院康复期（Ⅰ期，生命体征一旦稳定，无并发症即可开始锻炼）、出院后康复（Ⅱ期）、慢性冠心病或慢性期康复（Ⅲ期）。一天当中凌晨到上午9点为心脑血管疾病发生率最高时段。因此，建议冠心病患者在上午9点后、下午或晚饭后一小时后锻炼较为合适。

冠心病需根据不同时期制定运动处方，从能承受的最低负荷量开始，逐渐增加运动量，循序渐进。心功能容量低于6～7METs及有心功能障碍者，需在康复医疗机构进行康复。冠心病运动处方应以中等强度的有氧运动（40%～60%最大摄氧量）为主，辅以肌肉力量练习和肌肉牵伸练习。

➤ 有氧运动

慢跑＋步行

【运动强度】3～8千米/小时。

【持续时间】根据不同时期采用不同的运动方案。

✧ 慢性冠心病：每次总共持续30～60分钟，建议每运动15～30分钟休息1～2次，每次休息3～5分钟，以后逐渐增加步行速度和持续时间，直至3～5千米/小时，步行30分钟休息5分钟，每日2次。

✧ 心绞痛间隙：先慢速（每分钟70～110步）走500米，再中速（每分钟110～130步）走1 000米，最后用慢速走500米，每走一段可休息3～5分钟。每次走路20～30分钟，每日1～2次。

✧ 陈旧性心肌梗死且已恢复较好者：先慢速走300米，再中速走400米，最后用慢速走300米，每走一段可休息3～5分钟，每日

1～2次。

【运动频率】3～5天/周。

【注意事项】步行时应选择平坦道路，步幅均匀，步态稳定，呼吸自然，防止跌倒。

功率自行车

【运动强度】70%的最大心率。

【持续时间】40分钟。

【运动频率】3～5天/周。

【注意事项】应将自行车座高度和车把弯度调好，行车中保持身体稍前倾，避免用力握把。

游泳

【运动强度】40%～50%的最大摄氧量。

【持续时间】20～60分钟（包括热身活动在内）。

【运动频率】3～5天/周。

【注意事项】游泳前要做好准备活动，以免时间过久，引起肌肉痉挛和心绞痛发作。

若能进行上述运动，应注意：每天坚持运动，运动量要循序渐进，逐步提高，禁止过分用力，活动时不可有气喘和疲劳。病情因人而异，运动量应按需调整。运动时最好有人陪同，防止意外发生。每次运动时一定要备好相关药物，锻炼时一旦感觉不适（如胸闷、心前区痛等），应立即停止运动，及时服药并就医。

➤ 肌力练习

肌力练习可提高冠心病患者的肌肉力量、降低冠心病的危险因素、增强老年人的独立生活能力。进入冠心病的稳定期后，方可进行力量练习。

练习内容包括：卧推、颈后推、伸肘、屈肘、背伸、仰卧起坐、伸膝、屈膝、提踵等主要大肌肉群练习。每周练习2～3次，采用低阻力，冠心病患者每种练习做1组即可。

练习时要注意心率不要超过靶心率的规定范围[（170－年龄）～（180－年龄）]，感觉在尚且轻松与有些吃力之间，注意观察血压的变化，避免上升过高。举起重物的速度要慢，放下重物的速度也要慢。转换练习时，有短时间休息。出现疾病症状时，要立即停止。

颈后推

【动作要领】两手握棒置于颈后肩上，握距略宽于两肘平肩时的宽度，上身保持挺胸收腹紧腰的姿势（图2－1A）。随即吸气，持棒向上推起至头顶后上方至肘伸直（图2－1B），保持2～3秒钟，放下还原。注意放下负重时尽可能向下，然后再开始重复动作。重复15次为1组。

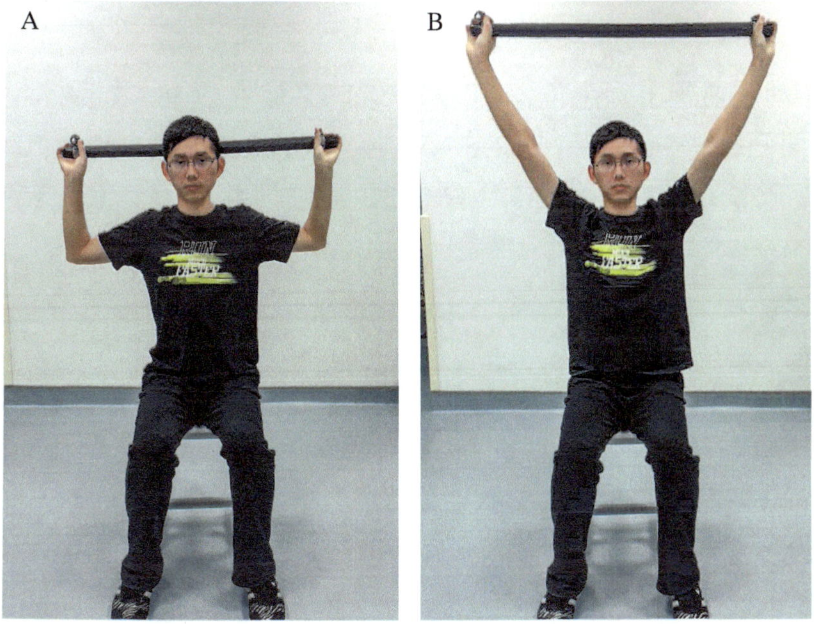

图2－1　颈后推

俯卧背伸

【动作要领】俯卧于床上或垫上，两臂自然置于体侧（图2–2A）。吸气时，两臂伸直同时头后仰，胸部随之离开床面或垫面，两腿伸直（图2–2B），保持2～5秒后呼气并还原，休息数分钟后重复动作。重复15次为1组。

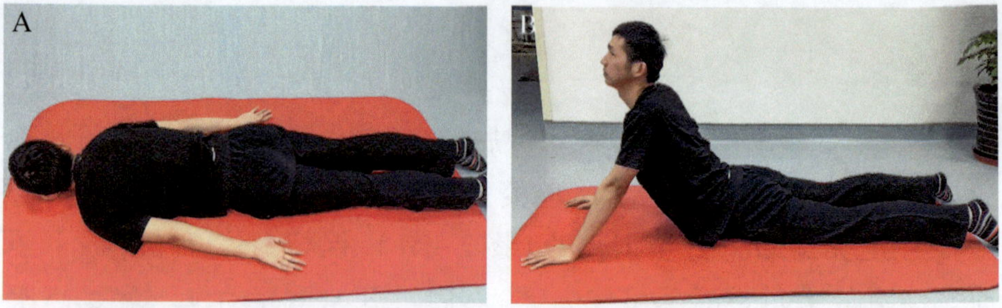

图2–2　俯卧背伸

仰卧起坐

【动作要领】仰卧位，屈膝90°，双脚平放在地上，双手交叉置于身体两侧、胸前或脑后（图2–3A）。呼气时，将身体抬离地面10～20厘米，收紧腹部并稍作停顿（图2–3B），吸气并还原。重复15次为1组。

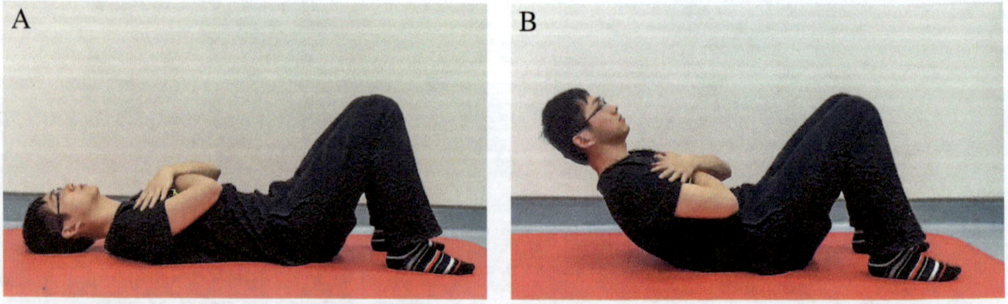

图2–3　仰卧起坐

伸膝

【动作要领】坐位，屈髋、屈膝90°，上身保持直立，亦可靠在椅背上（图2-4A）。大腿位置保持不变，将小腿伸直（图2-4B），保持5～10秒后还原。重复15次为1组。

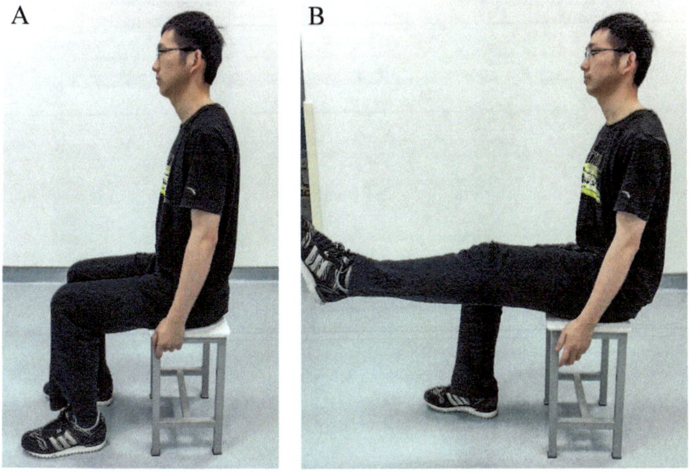

图2-4 伸膝

提踵

【动作要领】前脚掌着地（图2-5A），吸气时垂直向上提起脚后跟（图2-5B），保持膝盖伸直，上身直立。手亦可扶椅子或栏杆以保持平衡，脚跟尽量提到极限，在最高点保持1秒后呼气并缓慢放松，感觉小腿肌肉紧绷后慢慢放松的感觉。刚开始可根据情况自行决定练习次数，根据练习情况逐渐增加到每组40次。

运动量合适的主要标志是运动时稍出汗，轻度呼吸加快但不影响对话，早晨起床时感觉舒适，无持续的疲劳感和其他不适感。运动量的基本要素为强度、时间和频率。

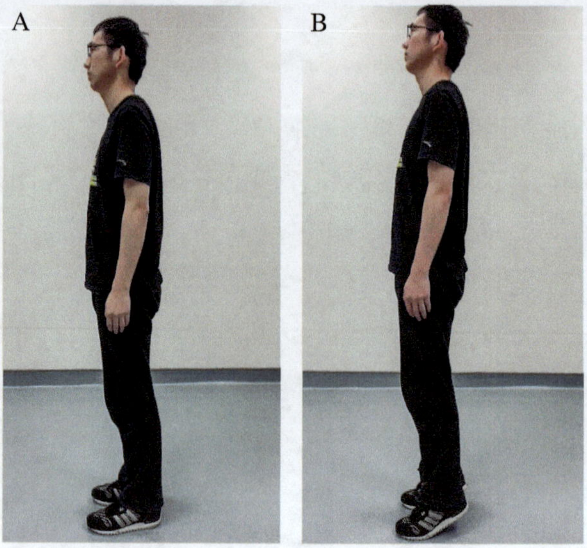

图2-5 提踵

互动学习

1. 选择题

（1）以下不属于冠心病的致病危险因素的是（ ）。

A. 高血压　B. 糖尿病

C. 抑郁症　D. 过度饮酒

（2）下列哪个时间段不适合冠心病患者锻炼（ ）。

A. 上午6～8点　B. 上午9～10点

C. 下午3～4点　D. 下午6～7点

（3）运动量合适的标志不包括（ ）。

A. 稍出汗　B. 轻度呼吸加快

C. 无持续疲劳感　D. 肌肉酸胀

（4）出现以下哪些症状不需要停止运动（ ）。

A. 心前区疼痛　B. 血压升高

C. 气喘　D. 疲劳

2. 判断题

（1）冠心病最主要的致病危险因素是遗传因素。（　　）

（2）冠心病患者最合适的运动量是稍出汗，轻度呼吸加快但不影响对话。（　　）

（3）冠心病发病一般是女性早于男性，经济发达国家发病率较高。（　　）

（4）冠心病患者进行力量训练时应从能承受的最低负荷开始，循序渐进。（　　）

参考答案

1. 选择题：（1）C；（2）A；（3）D；（4）B。

2. 判断题：（1）×；（2）√；（3）×；（4）√。

推荐书目

美国运动医学学会.2010.ACSM运动测试与运动处方指南.王正珍译.北京：人民卫生出版社.

杨静宜，徐俊华.2005.运动处方学.北京：高等教育出版社.

李红娟.2012.体力活动与健康促进.北京：北京体育大学出版社.

第三章 糖尿病运动指导

知识点汇总

➤ 知识点一：糖尿病的定义

糖尿病是由于胰岛素分泌减少或胰腺功能减弱引起，以空腹血糖水平升高为特征的一组代谢性疾病。

➤ 知识点二：糖尿病的分型

糖尿病有4种分型：1型糖尿病、2型糖尿病、妊娠期糖尿病和其他特殊起源的糖尿病。

➤ 知识点三：糖尿病患者的康复运动指导

糖尿病患者的运动治疗主要包括有氧运动、辅助肌力训练和肌肉牵伸。

糖尿病的概述

糖尿病是由于胰岛素分泌减少或胰腺功能减弱引起，以空腹血糖水平升高为特征的一组代谢性疾病。持续提高的血糖水平使患者有不同程度的微血管疾病及神经系统（末梢神经和自主神经）

危险。

基于病因，糖尿病有4种分型：1型糖尿病、2型糖尿病、妊娠期糖尿病（怀孕期被诊断出来）和其他特殊起源的糖尿病（如遗传缺陷和药物导致）。然而，绝大多数属于2型糖尿病，占糖尿病患者总人数的90%；1型糖尿病患者占糖尿病患者总人数的5%～10%。

糖尿病患者的康复运动指导

➢ 糖尿病患者的运动处方

糖尿病患者的运动处方是针对糖尿病患者及其身体状况制定的包括运动形式、运动频率、运动强度、运动周期在内具体的运动康复方案。1型和2型糖尿病患者参加运动的目的有所不同。1型糖尿病患者参加运动的主要目标是促进心血管健康、提高体适能，而2型糖尿病患者的主要目标是健康地控制体重和改善血糖清除速率。

糖尿病患者的康复运动，时间选择尤为重要，尤其是用降糖药物者应注意防止低血糖，一般尽可能选择在饭后1～2小时后参加运动，早餐后是运动的最佳时间，因为这时可能是一天中血糖最高的时候，选择这一时间运动可以帮助降低血糖。一般来说，不提倡糖尿病患者空腹时进行锻炼。

糖尿病患者的运动处方应以中等强度、较长时间的有氧运动为主，辅以肌肉抗阻力量练习和肌肉牵伸练习，以达到消耗血糖、提高胰岛素受体敏感性的目的。

➢ 有氧运动

有氧运动是指人体在氧气充分供应的情况下进行的体育锻炼。

即在运动过程中，人体吸入的氧气与需求相等，达到生理上的平衡状态。简单来说，有氧运动是指任何富韵律性的运动，其运动时间较长（包括准备运动和整理运动在内每次30～60分钟），运动强度在中等或中上的程度，为最大负荷的50%～60%。

健身走

【动作要领】身体挺拔向上，颈部肌肉放松，两臂自然地前后摆动。

【呼吸技巧】采取腹式呼吸方法，长出气，深吸气。

【步幅】加大步伐，比平时的自然步幅多10～20厘米，让更多的肌肉参与进来，才能起到有效的锻炼作用。

【速度】快步走为120～140步/分钟。

【时间、距离】要想达到有氧健身的目的，宜坚持每天走30～60分钟，3～6千米距离或4 000～8 000步。身体较好的患者争取达到每天1小时1万步。

健身跑（慢跑）

【动作要领】

✧ 着地缓冲：用脚跟或脚外侧柔和着地并很快滚动到全脚掌，步长控制在15～25厘米，脚落地没有明显（扒地）动作，落地瞬间身体重心不要过多下降。

✧ 后蹬与前摆：后蹬向前性要好，摆动腿前摆时不要抬得过高，髋部没有明显前送动作。

✧ 腾空：要求身体重心腾空不要过高，放松蹬地腿的肌肉，迅速省力地将大腿向前摆出，大小腿应顺惯性自然折叠。

【呼吸技巧】两步一呼、两步一吸，或三步一呼、三步一吸。

【速度】4～5千米/时。

【时间、距离】每周3次，每次15～20分钟，距离为1 500米左右。

➤ 肌力训练

肌力训练作为有氧运动的辅助手段，被纳入糖尿病的运动处方中。研究发现，力量练习除了能提高糖耐量和胰岛素受体的敏感性外，还可增加肌力、减少脂肪、改善体型等。

桥式运动

【动作要领】分为双桥和单桥两种运动形式。双桥运动：仰卧位，双腿屈膝，伸髋，抬臀（图3–1A）。单桥运动：一侧腿屈曲，另一侧腿伸直，然后伸髋、抬臀（图3–1B）。训练时，两腿之间可夹持枕头或其他物品。

【强度】体力较好者尽量维持身体姿势直到力乏，体力较差者可维持动作5～10秒。重复5～6次。

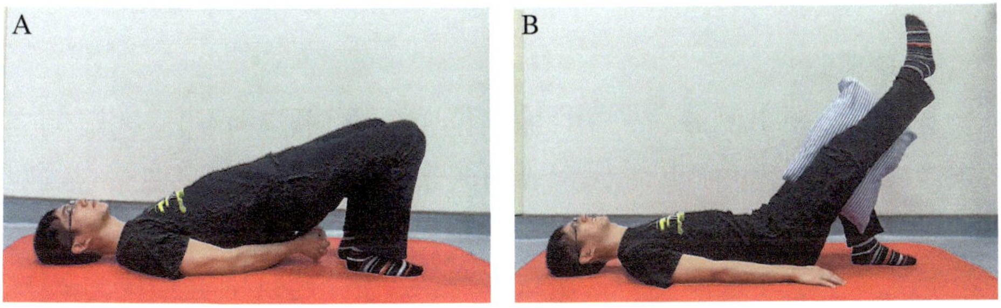

图3–1　桥式运动

蹲站练习

【动作要领】站立位，靠墙（图3–3A）。髋微屈，双足分开与肩同宽，逐渐下蹲（图3–3B）。站立时吸气，蹲坐时呼气。

【强度】体力较好者可每次蹲到无法保持动作为1次，休息1～2分钟后重复进行，每天重复3～6次。体力较差者可每次下蹲保持5～10秒，20次为1组，每天重复5～6组。

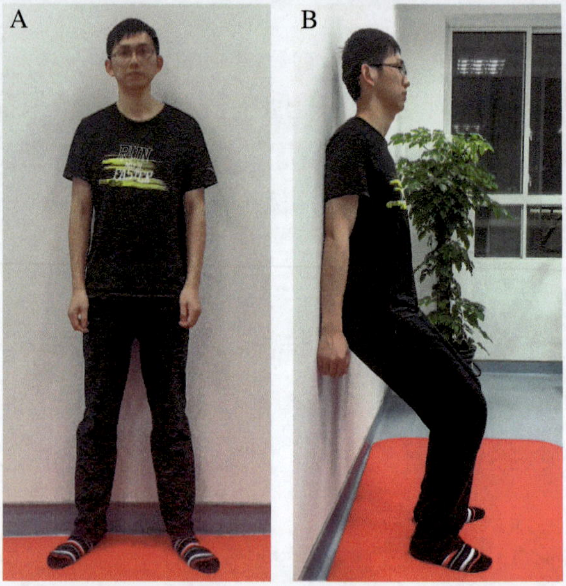

图3-3　蹲站练习

侧卧踢腿练习

【动作要领】侧卧位，需锻炼侧位于上方（图3-4A）。大腿侧方抬起，与地面呈30°～45°，保持肌肉绷紧，维持3秒后，交换另一侧腿练习。

【强度】根据人体体力情况选择每组个数，建议中等强度为20次1组，组间休息30秒，重复5～6组。

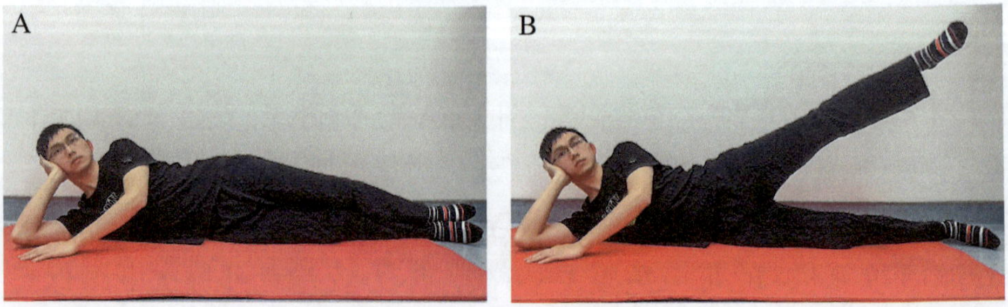

图3-4　侧卧踢腿练习

➢ 牵伸训练

肌肉的牵伸可有效缓解运动后肌肉由于乳酸堆积而带来的酸楚感，并且在预防运动损伤中发挥着积极作用，通常将其作为一套运动训练的热身运动和整理运动，伴有氧运动和肌力练习前后。每次牵伸保持5～10秒，重复3～5次，以感到轻度疼痛、牵拉肌肉有微热感为度。

扩胸运动

【动作要领】站立位，双手平举于胸前，双肘屈曲靠近胸部（图3–5A），用力向后伸打开胸廓（图3–5B），并保持5～10秒。

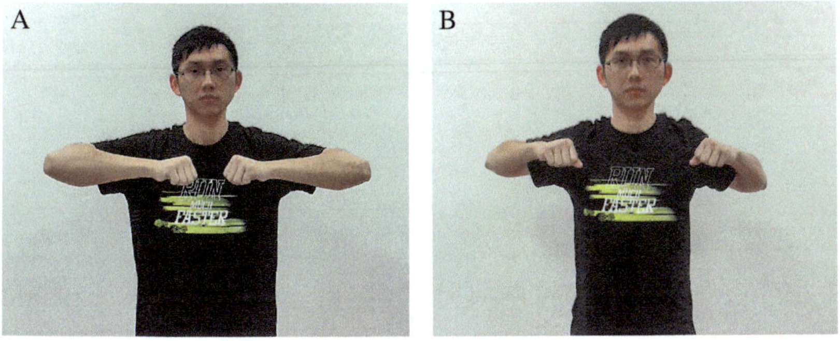

图3–5　扩胸运动

躯干牵伸

躯干侧屈肌牵伸

【动作要领】直立，身体左侧对着墙的方向，距墙一个手臂的距离。左手掌放在与肩同高的墙上，右手掌根部放在髋关节上，两腿伸直收臀，将臀部向墙的方向微微旋转，右手同时向墙的方向推髋部（图3–6A）。

躯干侧屈肌牵伸

【动作要领】站立位，两脚分开稍宽于肩部，右脚稍向前迈出，双手放在右髋部。慢慢下腰，收臀推髋，顺时针旋转身体，双手滑过右髋至右腿（图3–6B）。

下躯干牵伸

【动作要领】站立位，两脚分开稍宽于肩部，双手放在髋部。慢慢下腰，向前收臀，推向髋，向后仰头，双手从髋部慢慢下滑至大腿（图3-6C）。

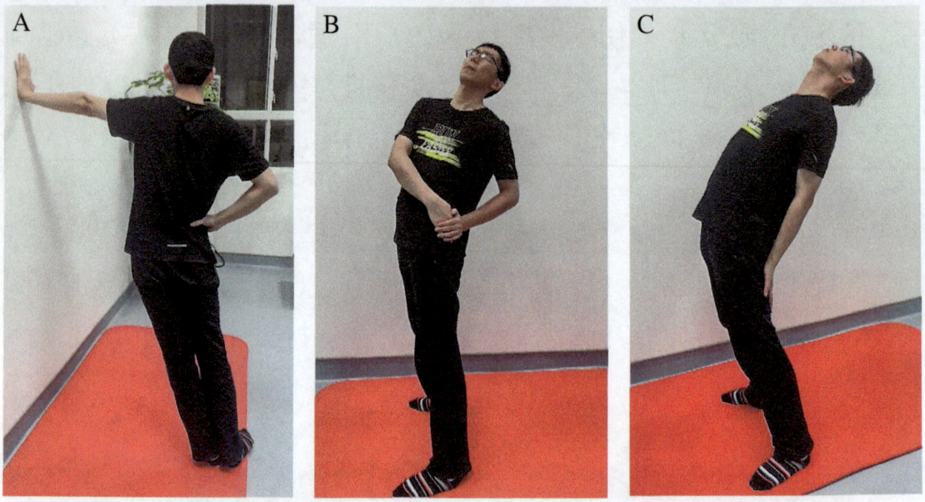

图3-6　躯干牵伸

侧弓步压腿

【动作要领】站立位，两脚分开与肩同宽（3-7A）。一侧腿迈向

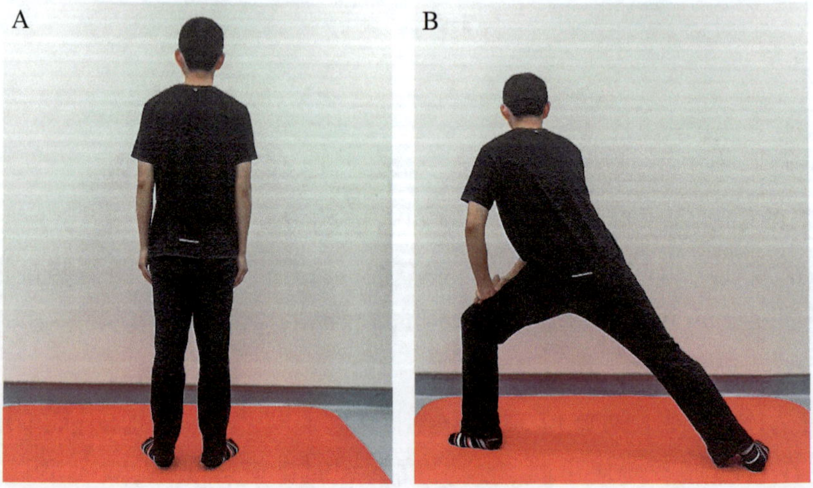

图3-7　侧弓步压腿

侧方，屈髋屈膝，双手交叉置于膝关节上方，下压膝关节使对侧大腿侧面肌肉得到牵伸（图3-7B）。

弓步压腿

【动作要领】站立位，两脚分开与肩同宽（图3-8A）。一侧腿迈向前方，屈髋屈膝，双手交叉置于膝关节上方，下压膝关节使对侧大腿后面肌肉得到牵伸（图3-8B）。

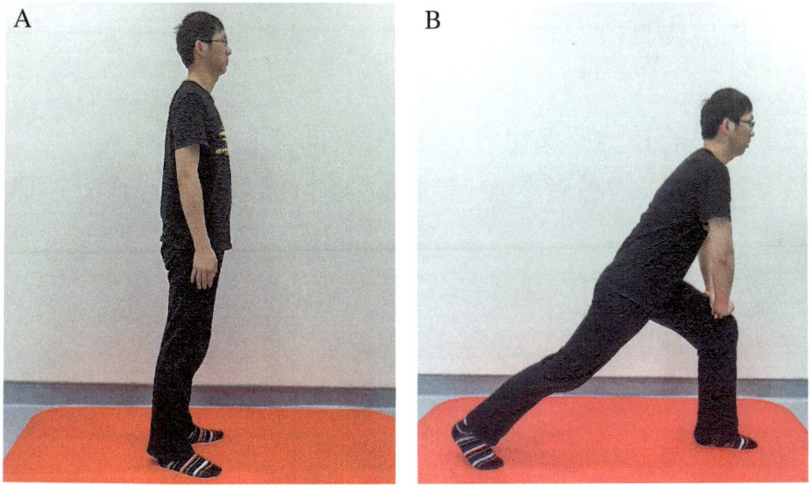

图3-8　弓步压腿

互动学习

1. 选择题

（1）以下哪项不是糖尿病患者运动疗法的主要运动方式（　　）。

A. 有氧运动　　B. 牵伸运动

C. 呼吸训练　　D. 肌力训练

（2）下列哪项不是有氧运动的运动形式（　　）。

A. 游泳　　B. 健身走

C. 太极拳　　D. 短跑

（3）有氧运动的运动强度为最大负荷的（　　）。

A. 10%～20%　　B. 30%～40%

C. 50%～60%　　D. 70%～80%

（4）健身跑时宜采用的呼吸方式为（　　）。

A. 一步一呼、吸　　B. 两步一呼、吸

C. 三步一呼、吸　　D. 以上都对

2. 判断题

（1）糖尿病是以空腹血糖水平升高为特征的一组代谢性疾病。（　　）

（2）早餐前是糖尿病患者运动的最佳时间。（　　）

（3）2型糖尿病患者参加运动的主要目标是促进心血管健康、提高体适能。（　　）

（4）牵伸训练可有效缓解运动后导致的肌肉酸楚感。（　　）

参考答案

1. 选择题：（1）C；（2）D；（3）C；（4）D。

2. 判断题：（1）√；（2）×；（3）×；（4）√。

推荐书目

杨静宜，徐俊华.2005.运动处方学.北京：高等教育出版社.

纪树荣.2011.运动疗法技术学（第2版）.北京：华夏出版社.

[美] 阿诺德·G·纳尔逊，[美] 尤卡·科科宁.2009.牵伸解剖指南.刘润芝译.北京：北京体育大学出版社.

美国运动医学学会.2010.ACSM运动测试与运动处方指南.王正珍译.北京：人民卫生出版社.

第四章 高血压运动指导

知识点汇总

➢ 知识点一：高血压的诊断标准

我国采用国际上统一的标准：收缩压≥140 mmHg和（或）舒张压≥90 mmHg即诊断为高血压。

➢ 知识点二：高血压患者的运动方式

高血压患者以低强度有氧运动为宜，运动方式可以采用快走、慢跑、太极拳、舞蹈等，也可以进行力量练习。

高血压的概述

血压有收缩压和舒张压之分。所谓收缩压是指心脏收缩射血期间，动脉血压上升能达到的最高值；所谓舒张压是指心脏舒张期间，动脉血压降低所能达到的最低值。

高血压（hypertension）是以体循环动脉压增高为主要表现的临床综合征，是最常见的心血管疾病。高血压可以分为原发性高血压和继发性高血压两大类。有不到5%的高血压患者，血压升高只是某些疾病的一种临床表现，血压升高有明确的病因，这种高血压被称为继发性高血压。而95%以上高血压患者的病因不明确，或者说引起血压升高的确切病因不清楚，被称为原发性高血压，这种类型的高血压也就是平时我们所说的高血压病。

目前，我国采用国际上统一的标准：收缩压≥140 mmHg和（或）舒张压≥90 mmHg即诊断为高血压。根据血压的水平，可以进一步分为高血压1、2、3级（表4-1）。

表4-1　血压水平的定义和分类

类　别	收缩压（mmHg）	舒张压（mmHg）
理想血压	＜120	＜80
正常血压	＜130	＜85
正常高值	130～139	85～89
1级高血压（轻度）	140～159	90～99
2级高血压（中度）	160～179	100～109
3级高血压（重度）	≥180	≥110

注：当收缩压和舒张压分属不同级别时，以较高的级别作为标准。

目前针对高血压的致病危险因素有很多，包括遗传因素、饮食因素、吸烟饮酒、高血脂、肥胖、年龄因素、糖尿病、心理因素、环境因素等。

高血压患者的运动指导

高血压运动指导是针对高血压患者及其身体状况制定的包括运动形式、运动频率、运动强度、运动周期在内具体的运动康复方案。

运动时应注意的事项

高血压患者应控制体重，改变饮食习惯，合理安排生活，保证有足够的睡眠时间，劳逸结合，戒除烟酒。生活中应注意卫生，控制自己的情绪，调节心理状态，遇事不紧张。

在运动时要有意识地使全身肌肉放松，勿紧张用力，避免憋气等动作，在血压没有得到控制或对锻炼还不适应时，要注意不要做弯腰低头的动作，头的位置不要低于心脏水平，同时还要注意自己的主观感觉，如有不适，应停止或减缓练习，动作活动要柔和，平稳，不紧张剧烈。

制定康复运动处方

高血压康复运动处方制定原则：适应证主要为1、2级高血压患者。根据患者的血压水平，血压低者运动量可以稍大些，血压高者运动量宜小些。高血压患者以低强度有氧运动为宜，运动方式可以采用快走、慢跑、太极拳、舞蹈等运动，也可以进行力量练习。

有氧运动

有氧运动是指运动强度相对较低、持续时间较长、大肌群参加的、以有氧代谢为主要代谢形式的运动形式，这种运动往往是全身性的、以提高人体心肺功能为主要目的。国内外不少研究人员观察了脚踏车、健走、太极拳、游泳和门球等项目对血压的影响，发现这类有氧运动对原发性高血压患者和正常人的血压都有良好影响（表4-2）。

表4-2 高血压患者有氧运动康复指导

运动形式	以有氧运动为主,如步行、太极拳、慢跑、游泳、广场舞等
运动强度	周身发热,但又不是大汗淋漓
心　率	170－年龄
运动持续时间	40～60分钟(包括热身和整理活动)
运动频率	3～5次/周
注意事项	避免精神过度紧张;运动时不要屏气;出现头晕、恶心或者呕吐应该停止运动,安静休息或者就医

太极拳

太极拳是我国传统运动医学中最具有民族特色的治疗方法之一,对于高血压的治疗、康复的作用是多方面的,太极拳的动作连贯、舒适和协调等特点有利于调节左右大脑半球的协调与平衡性、净化心境、延年益寿。练习太极拳应注意:

✧ 吃饭前后不要即刻练习:吃完饭后就练太极拳或是刚练完太极拳就吃饭均对身体有害,尤其是吃饱后就练非常容易发生胃病,甚至造成胃出血。一般来说,饭后至少一个半小时内不应练太极拳,而练完以后,应休息二十分钟方可进餐。

✧ 练拳前应做适当的热身运动:这样能够做到心平气和,思想集中。结束练习后,不可立即停下,应作适当的调息运动,如一呼一吸迈一步的缓慢散步呼吸方法,注意意守丹田。也可结合散步做一些随意的放松活动,然后静立片刻,调匀呼吸,让心率逐渐平复到接近练拳前的安静状态并保持精神愉快、心情舒畅。

✧ 运动量要因人而异:要求是做到科学合理、安全实效,不要负重锻炼。如果运动过量,则身体不仅不会感到轻松,反而容易造成不应有的损伤。初学者要由简而繁、由易而难、循序渐进,不可贪多求快、急于求成,不要与年轻人攀比,这样才能有益身心、延年益寿。

✧ 病情尚不稳定时不宜操练：陈式太极拳有刚快发劲和跳跃震足等动作，比较适合体质较好的人；杨式太极拳动作和顺，架势舒展大方，适合体弱者和一般老年人。而正在咯血、出血的患者则暂时不宜练拳。

✧ 练拳时姿势一定要正确，动作要合乎规范：错误动作定型后较难纠正，甚至还会给身体造成不良的影响。坚持练习不间断，才能获得增强体质的良好效果。

门球运动

门球起源于日本。运动员在场上完成动作只有步行、站立、弯腰下蹲、持棒击打这几个肢体动作，无身体对抗，用智慧头脑打球，完成身体运动是门球最明显的特点。门球运动应注意以下几点：

✧ 不要过分看重比赛的输赢或名次排列，以安全适度，确保实效，获得快乐感和满足感为健身原则。

✧ 打门球前先充分热身如做几节体操，将臂、腿、腰以及相应的关节充分活动开来。

✧ 着装要适宜，以带齿而不滑的鞋最好，防止运动中绊倒、滑跌而出现摔伤事故。

✧ 人到老年，体内各器官、系统已出现不同程度的老化，表现为反应迟钝，动作笨拙，进行运动的身体条件已经变差，务必注意锻炼要恪守适度二字，否则可能引起损伤。

➢ 力量练习

力量练习主要指循环抗阻运动，即中等负荷、持续、缓慢、大肌群、多次重复的一种力量训练方式（表4–3）。它不仅提高肌肉力量和耐力，同时对心血管功能有良好的效应。

表2　高血压老年人力量练习运动康复指导

运动形式	箭步蹲、下蹲、前臂弯举哑铃、俯卧撑、上楼梯、提踵等
运动强度	15～20次或者周身发热，但不大汗淋漓
心　率	170－年龄
运动持续时间	每个动作做8～10次为1组，重复4组，5～10分钟完成
运动频率	3～5次/周
注意事项	避免精神过度紧张；运动时不要屏气；出现头晕、恶心或者呕吐应该停止运动，安静休息或者就医

上楼梯

【动作要领】上楼梯时，上台阶的脚要全脚掌着地，减缓地面的缓冲；两脚发力向上。这个动作锻炼两腿的股四头肌的力量，以自身重量作为阻力，安全有效（图4-1）。

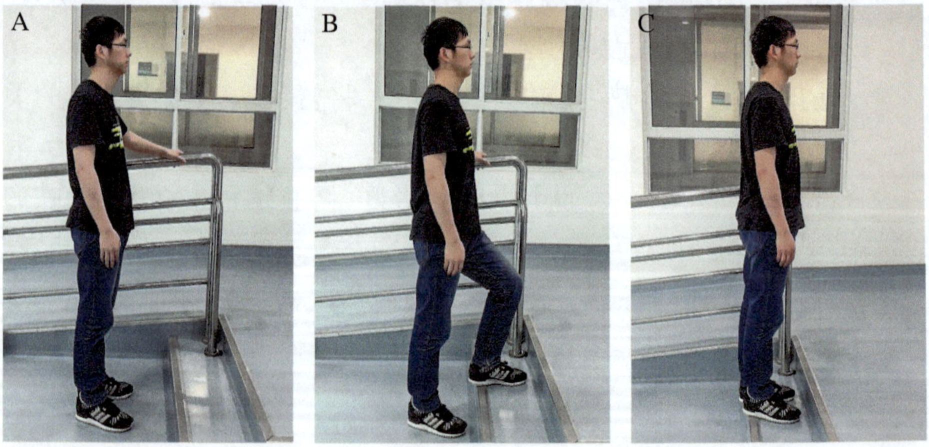

图4-1　上楼梯

下蹲

【动作要领】双脚与肩膀同宽，脚尖向前或者略向外，上半身尽量挺直，重心下降，将臀部尽量向后坐，达到自己的最大能力范围后，慢慢站起。这个动作主要也是发展股四头肌的力量（图4-2）。

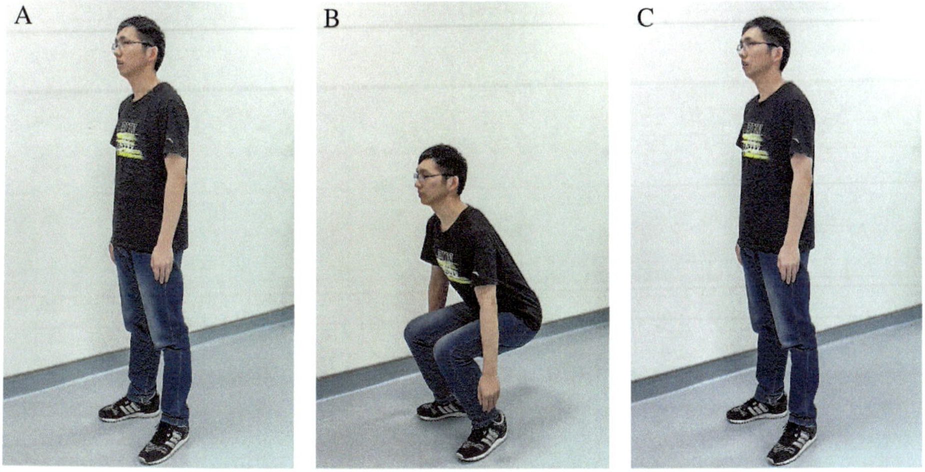

图4-2　下蹲

箭步蹲

【动作要领】站立，双脚并拢，肩胛骨收紧，腹部收紧，以稳定脊椎。慢慢地抬起一只脚，另一条腿保持平衡，不要晃动。保持这个姿势向前跨出一步，脚跟先落地，重心慢慢前移，上半身直立，膝盖不要超过脚尖，继续降低到你认为舒适的位置，用力蹬小腿前侧，激活你的大腿和臀部肌肉，返回到起始位置（图4-3）。

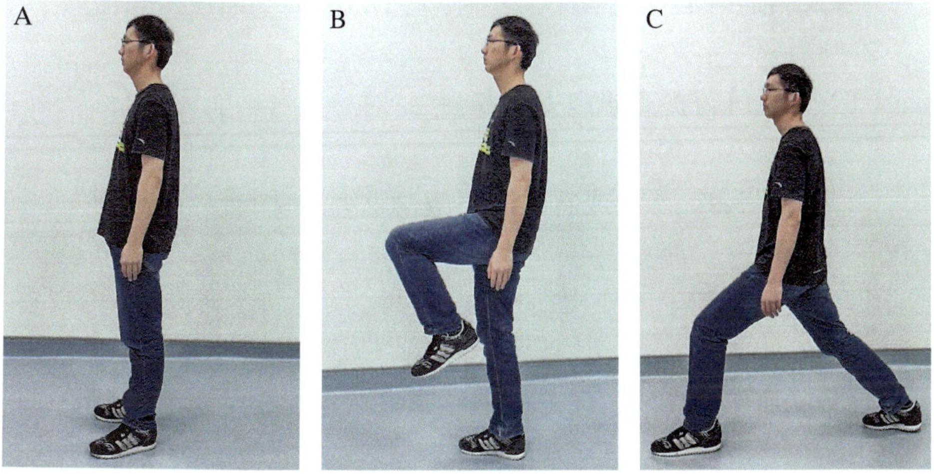

图4-3　箭步蹲

互动学习

1. 选择题

（1）高血压的诊断标准是（　　）。

A. 收缩压≥140 mmHg 和（或）舒张压≥90 mmHg

B. 收缩压≤140 mmHg 和舒张压≥90 mmHg

C. 收缩压≥140 mmHg 和舒张压≤90 mmHg

D. 收缩压≥120 mmHg 和（或）舒张压≥80 mmHg

（2）高血压的致病因素不包括（　　）。

A. 遗传因素　　B. 饮食因素

C. 吸烟饮酒　　D. 运动

（3）以下不属于有氧运动的是（　　）。

A. 快速举哑铃　　B. 快走

C. 太极拳　　D. 慢跑

（4）以下不属于力量练习的运动的是（　　）。

A. 俯卧撑　　B. 上楼梯

C. 箭步蹲　　D. 游泳

2. 判断题

（1）力量练习提高肌肉力量和耐力，对心血管功能无用。（　　）

（2）出现头晕、恶心或者呕吐就应该继续运动，直到症状消失。（　　）

（3）太极拳初学者要由简而繁、由易而难、循序渐进，不可贪多求快。（　　）

（4）高血压患者的运动方式包括有氧运动和力量练习。（　　）

参考答案

1. 选择题：（1）A；（2）D；（3）A；（4）D。

2. 判断题：（1）×；（2）×；（3）√；（4）√。

推荐书目

美国运动医学学会.2010.ACSM运动测试与运动处方指南.王正珍译.北京：人民卫生出版社.

王书臣.2005.老年高血压防治与调养.北京：科学技术文献出版社.

王宪衍.2013.高血压.北京：中国医药科技出版社.

第五章 气管炎运动指导

知识点汇总

➢ 知识点一：气管炎的定义

气管炎是指气管、支气管黏膜及其周围组织的非特异性炎症。临床上以长期咳嗽、咳痰或伴有喘息及反复发作为主要特征。

➢ 知识点二：气管炎的致病因素

气管炎的致病因素包括：微生物、理化因素、过敏反应。

➢ 知识点三：气管炎患者的康复运动指导

除药物治疗外，还应结合运动训练来提高免疫能力、增强心肺功能及纠正异常的呼吸方式，以缓解气短、气促症状，促进痰液的排出，减轻支气管炎症。

气管炎的概述

气管炎是指气管、支气管黏膜及其周围组织的非特异性炎症。临床上以长期咳嗽、咳痰或伴有喘息及反复发作为主要特征。气管炎早期症状较轻，多在冬季发作，春暖后缓解，并且病程缓慢，为我国常见多发病之一，发病年龄多在40岁以上，吸烟患者明显高于不吸烟患者，年老体弱者患病率高。在我国患病率北方高于南方。

气管炎的致病因素有：

✧ 微生物：主要为病毒和细菌的反复感染。

✧ 理化因素：冷空气、粉尘、刺激性气体或烟雾（如二氧化硫、二氧化氮、氨气、氯气等）吸入，可刺激气管黏膜引起急性损伤和炎症反应。

✧ 过敏反应：机体对吸入性致敏原如花粉、有机粉尘、真菌孢子、动物毛皮及排泄物等过敏，或对细菌蛋白质过敏。钩虫、蛔虫的幼虫在肺内移行也可引起气管急性炎症反应。

气管炎患者的康复运动指导

气管炎对症治疗的同时，要通过运动治疗加快气管炎的恢复。运动治疗在气管炎的预防和治愈方面都起到至关重要的作用。运动训练可以改善患者身体状况，增强患者的体质，使患者对疾病的抵抗能力提高。

气管炎患者运动时应注意：

✧ 运动环境：气管炎患者运动场所可以由室内逐渐过渡到室外。但是冬季锻炼或天气变化时，要注意先做准备活动充分热身，提高机体应对寒冷的能力，并且选择在室内活动。同时，室内温度不宜过热，并注意通过使用排风扇或开窗等方法使空气流通，使室内空气保持新鲜。空调、暖气要开放适当，适时调节温度，室内外温差不致太大。

✧ 运动强度：气管炎患者应以小到中等强度的训练量开始，循序渐进，要掌握好运动量，一般不宜剧烈运动，运动前1～2小时最好不要进食。然后在此基础上增加躯体的活动。具有针对性的运动疗法能够有效地改善症状，恢复体能，增强体质，减少发病。

➤ 呼吸练习

站位腹式呼吸

【动作要领】双腿直立与肩同宽，将双手置于小腹（图5-1A）。将身体放松，用鼻子慢慢吸气，腹部慢慢隆起（图5-1B）。用双手感知腹部的隆起，根据自己的能力，在腹部施加阻力；用口缓缓呼气，直至气体全部吐出（图5-1C）。

【时间、强度】这个练习可以早、晚坚持练习，白天可以随时练，一呼一吸为1次，10次为1组。

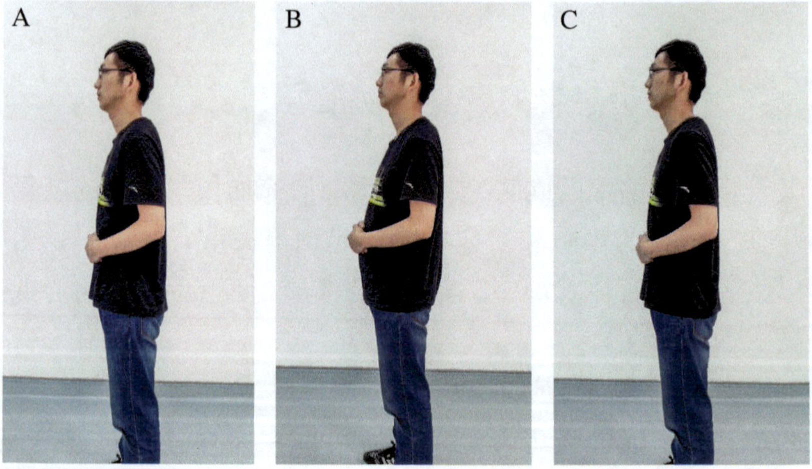

图5-1　站位腹式呼吸

桥式呼吸

【动作要领】仰卧，头部可垫一个枕头，屈髋屈膝，两脚放在床上或垫上（图5-2A），双腿用力抬高身体，使身体成臀高头低位（图5-2B），同时呼气收腹，吸气鼓腹，再次呼气收腹后放平身体为1次（图5-2C）。

【时间、强度】早、晚各做一组，每组由2～3次逐渐增至10～20次，两次之间可以稍稍休息，做完练习后为防止头晕可以平躺数分钟再起身。体力较差者，可在臀腰部用枕头垫起，使身体呈臀高足低姿势。

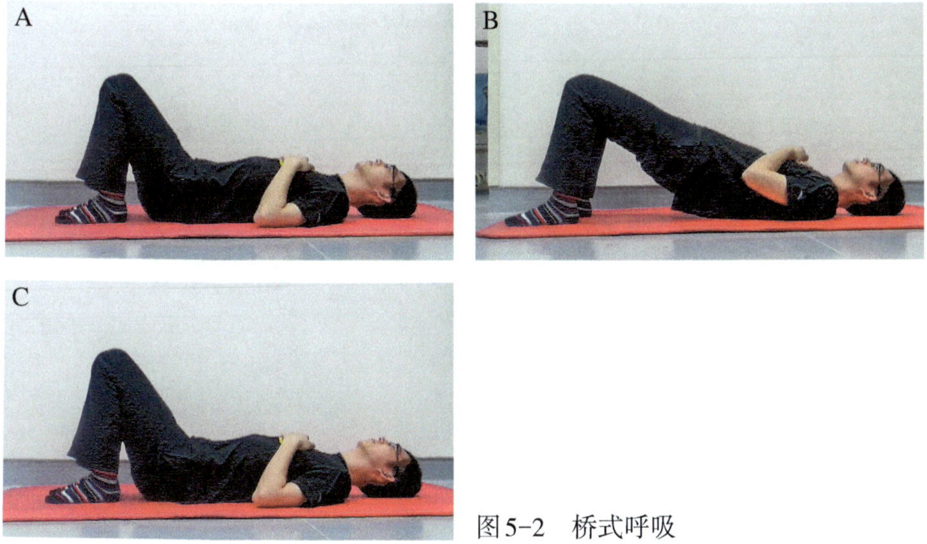

图5-2　桥式呼吸

延长呼吸

【动作要领】

✧ 方法一：用手指堵住同侧鼻孔，用另一侧鼻孔进行缓慢的深呼吸，再换另一侧做同样的练习（图5-3）。

✧ 方法二：吹气球。

【时间、强度】每天练习3～5分钟，也可根据个人身体状况适当延长练习的时间。

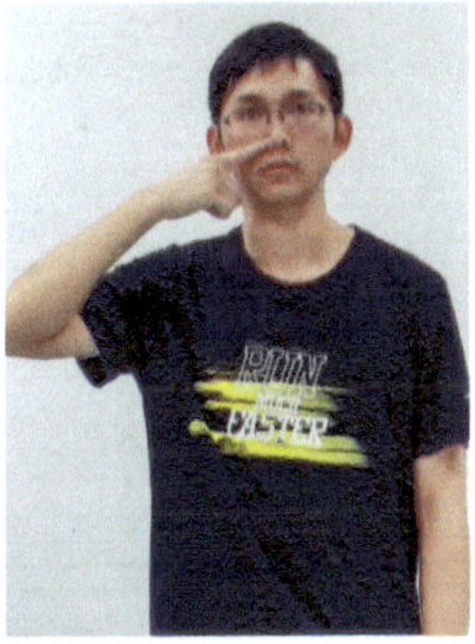

图5-3　延长呼吸

➢ 呼吸加强运动

呼吸操第一套

【动作要领】

✧ 坐位腹式呼吸：坐位，两脚分开与肩同宽，两手放于大腿两侧

（图5-4A）。用口呼气，慢慢将小腹收回；用鼻吸气，缓缓将小腹鼓出（图5-4B）。

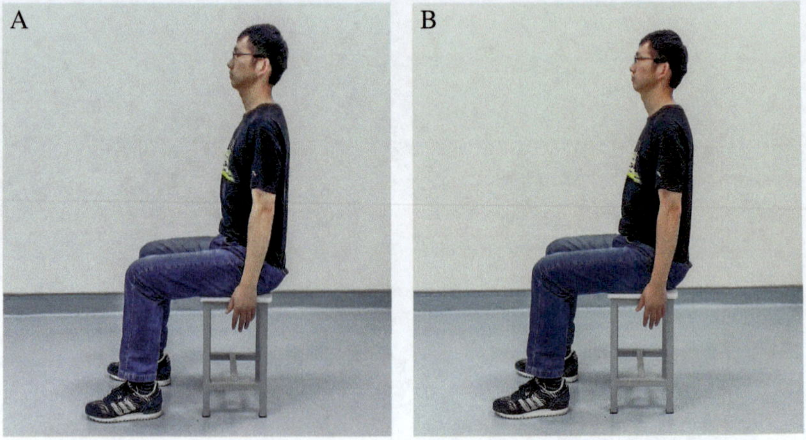

图5-4　坐位腹式呼吸

✧ 侧屈运动：坐位，双手叉腰，大拇指向后（图5-5A）。身体向左侧弯，左臂下垂，右臂抬起，呼气（图5-5B）。还原时吸气，准备下一次运动。两侧轮流进行，方向相反。

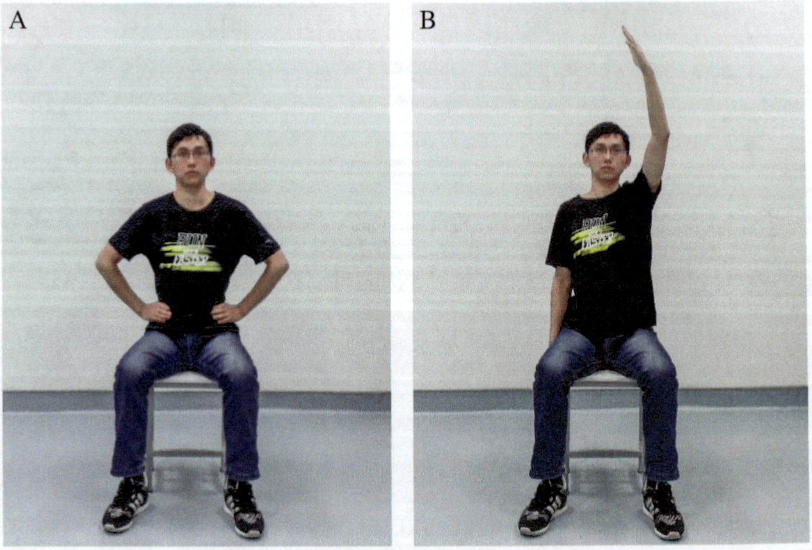

图5-5　侧屈运动

✧ 压胸运动：坐位，两臂在胸前屈曲交叉，上臂和肘部尽量贴近胸部（图5-6A）。低头弯腰时呼气，两臂自然挤压胸部（图5-6B）。吸气时缓缓把腰挺直，还原到准备姿势。

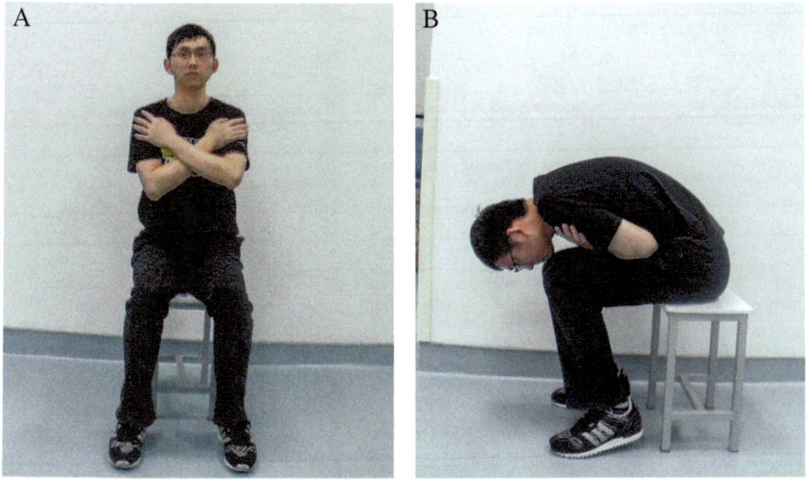

图5-6　压胸运动

✧ 转体运动：坐位，两手叉腰，拇指向后（图5-7A）。向左转体，右手掌向左前侧推出去并呼气（图5-7B），吸气的同时还原到准备姿势。两侧轮流进行，方向相反。

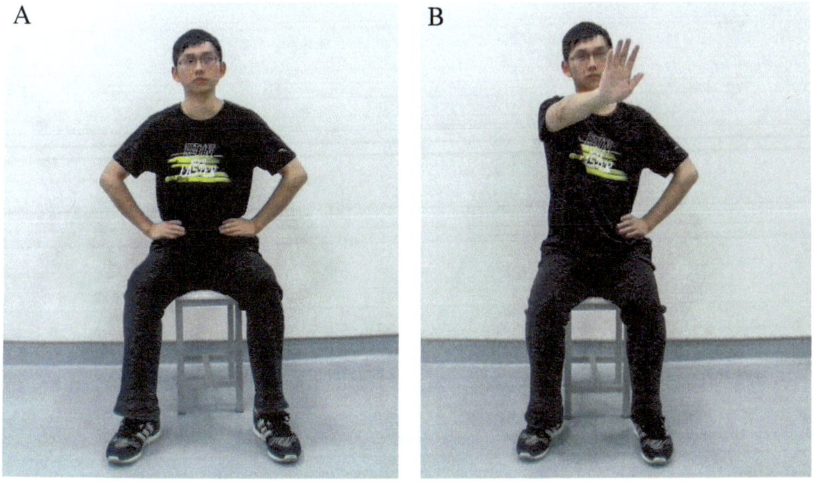

图5-7　转体运动

✧ 压腹呼吸：患者坐位，两手抵住腹部前侧方，拇指向后（如图8A）。呼气时低头弯腰，两肘前摆，双手自然按压腹部（如图8B），吸气的同时还原到准备姿势。

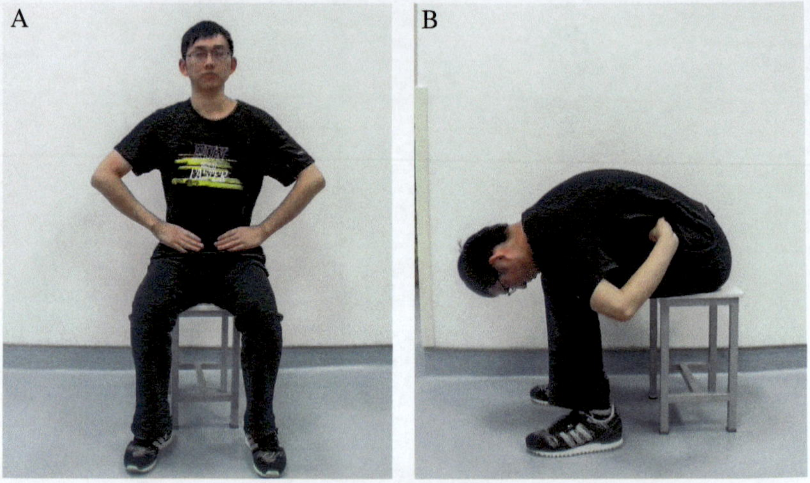

图 5-8　压腹呼吸

✧ 转体弯腰：坐位，两腿伸直分开与肩同宽，脚后跟着地，两臂侧平举（图 5-9A）。弯腰的同时向左转体，用右手触碰左脚并呼气（图 5-9B），吸气的同时还原到准备姿势。两侧轮流进行，方向相反。

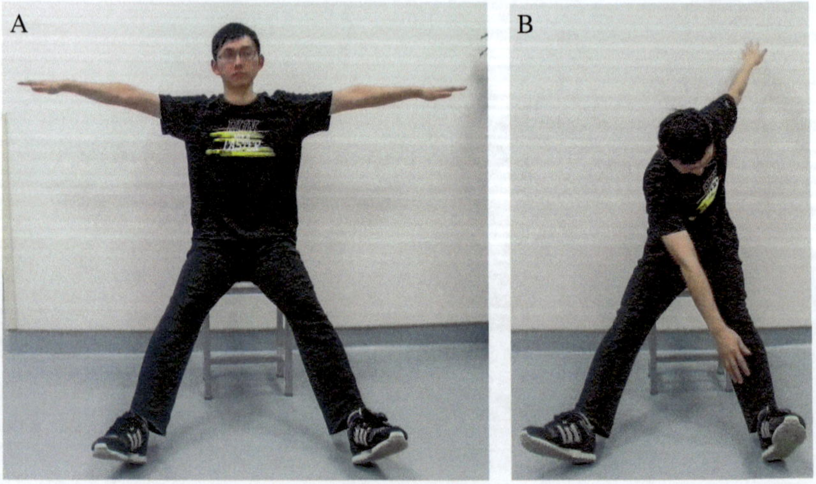

图 5-9　转体弯腰

✧ 折体呼吸：坐位，两臂半屈，抬起与肩平，稍挺胸（图5-10A）。呼气并弯腰、低头，直至胸部贴近大腿，用双臂环抱大腿（图5-10B），吸气的同时缓缓地还原到准备姿势。

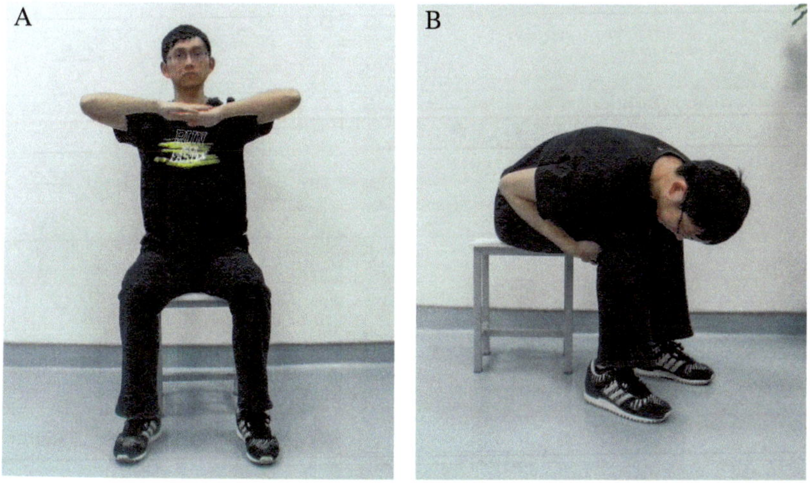

图5-10　折体呼吸

✧ 抬腿运动：坐在椅子前缘，双腿伸直，双手撑椅子边缘，身体稍后仰（图5-11A）。左腿尽量抬高并吸气（图5-11B），呼气时放下左腿。两腿轮流进行。

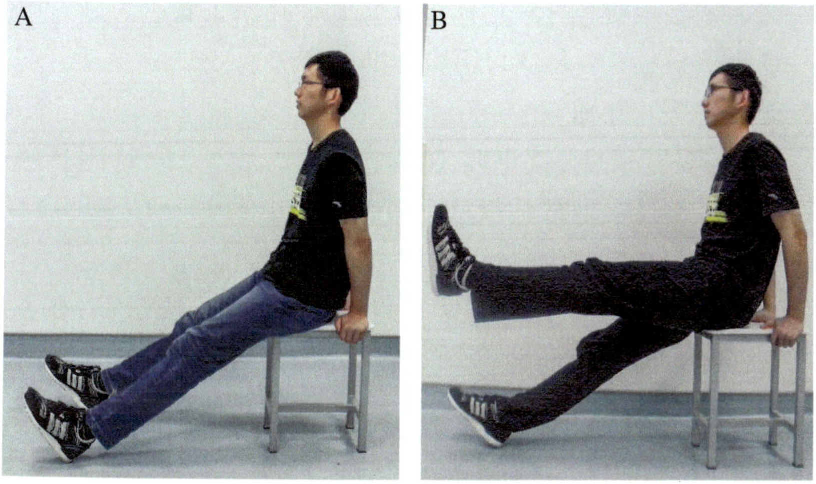

图5-11　抬腿运动

✧ 抱膝呼吸：坐位，双臂半屈曲，双臂抬起与肩齐平（图5-12A）。左腿屈曲抬起，两手抱左小腿的中下段，使左膝贴近胸部的同时呼气（图5-12B），吸气的同时还原到准备姿势。两侧轮流进行。

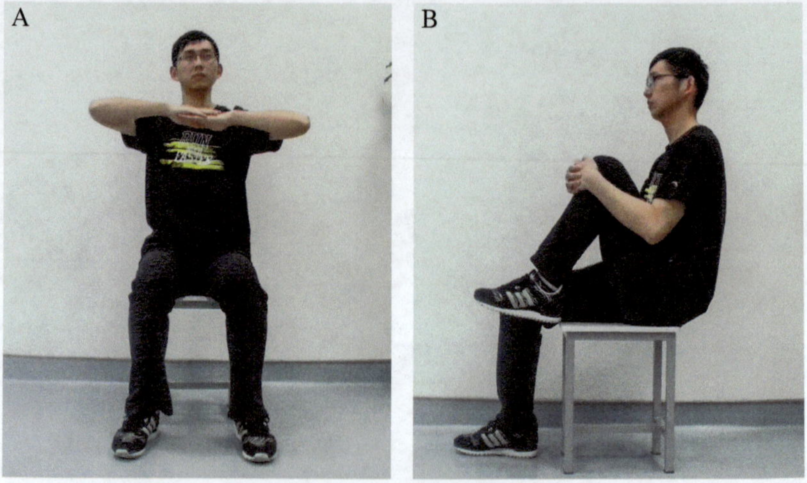

图5-12 抱膝呼吸

呼吸操第二套

【动作要领】

✧ 上肢运动：身体直立，双臂自然下垂（图5-13A）。双臂前平举，两掌掌心相对（图5-13B），双臂上举并抬头看手（图5-13C），双臂侧平举（图5-13D），还原到准备姿势。

✧ 提臂呼吸：分腿直立，双手在体前交叉（图5-14A）。双手掌心向上，双臂弯曲，逐渐将双手上提至下颌处，同时用鼻吸气（图5-14B），双手翻掌并徐徐下按，同时口向外呼气（图5-14C），还原到准备姿势。

✧ 发“啊”音呼吸：分腿直立与肩同宽，双臂自然下垂（图5-15A）。双臂经体前至斜上举（掌心相对）并吸气（图5-15B），翻掌，双臂下落至侧平举，身体前屈，同时呼气，当身体前屈至水平位时（图5-15C），同时嘴中发“啊”音并吐气，直至气吐尽，身体还原成直立。

✧ 发“乌”音呼吸：动作同发“啊”音呼吸，呼吸时发“乌”音。

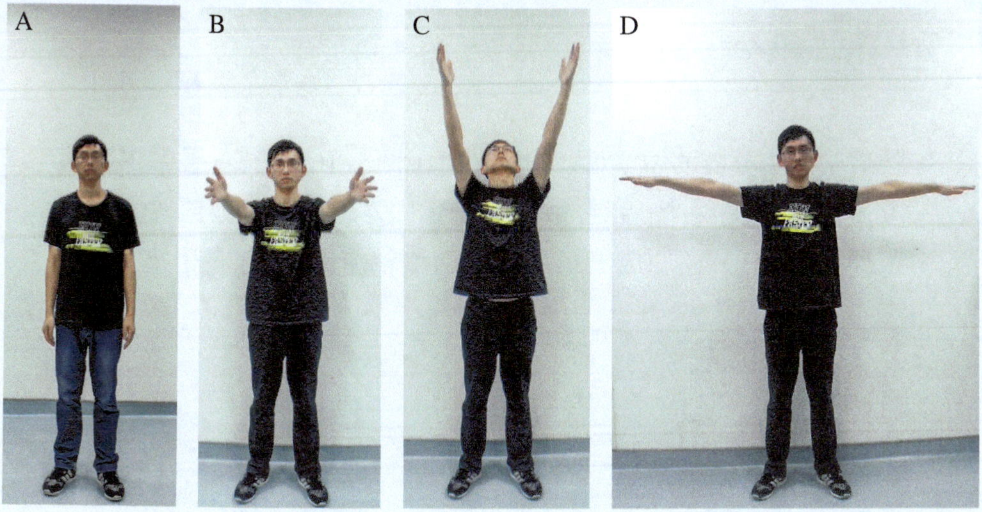

图5-13　上肢运动

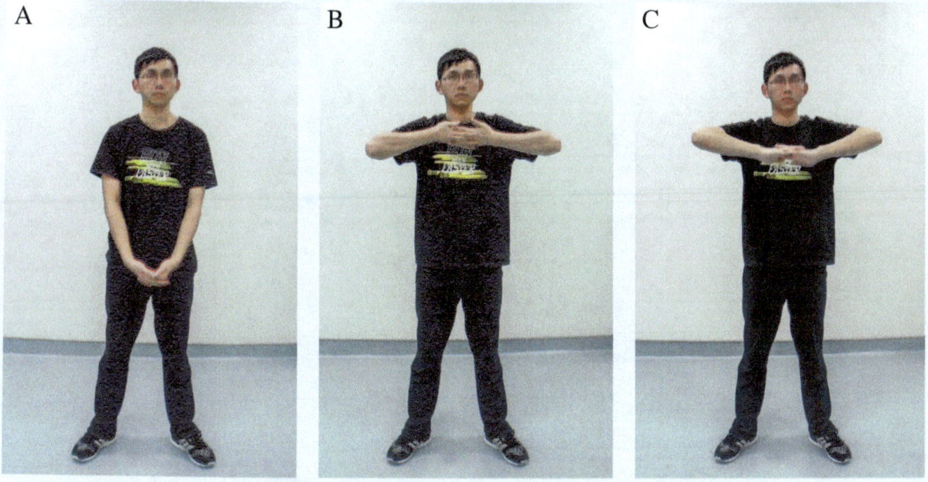

图5-14　提臂呼吸

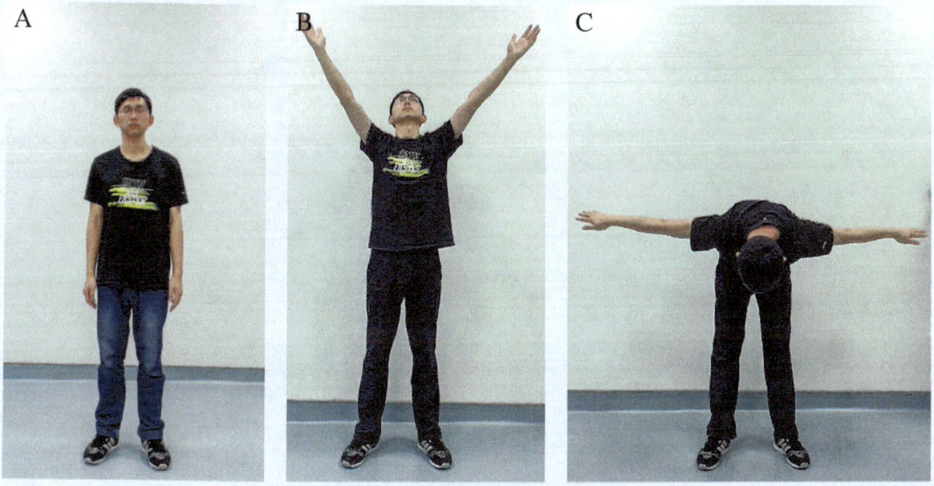

图5-15　发“啊”音呼吸

✧ 腰臂运动：分腿直立，双臂自然下垂（图5-16A）。右手掌搭左肩上，左手背贴在右侧后腰部，同时身体向左转，头稍低，眼睛看左脚跟（图5-16B），还原成准备姿势。两侧轮流进行，方向相反。

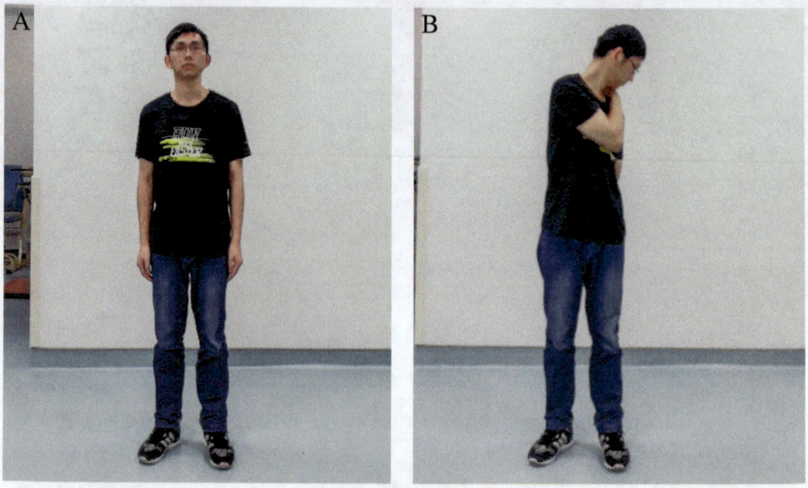

图5-16 腰臂运动

✧ 立位呼吸运动：身体直立，双臂自然下垂（图5-17A）。提脚踵并尽量吸气（图5-17B），落脚踵并呼气。

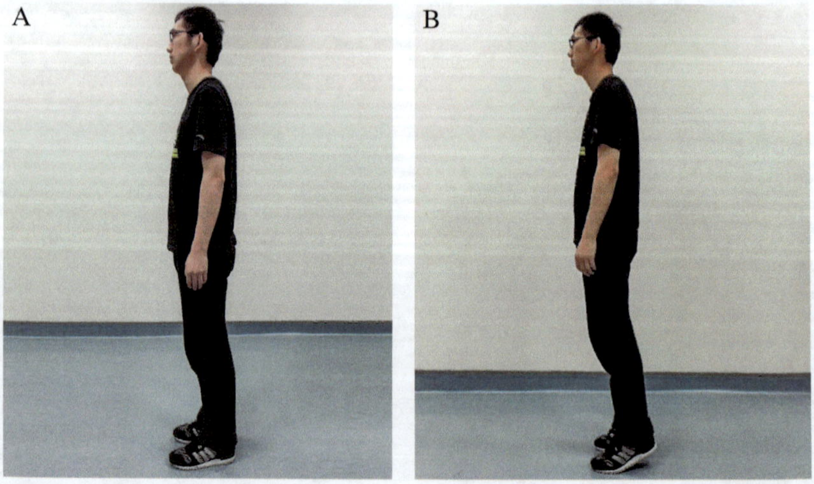

图5-17 立位呼吸运动

以上两套呼吸操中每个动作可每天重复做4～8次，也可根据身体状况自行选练其中某些动作。

互动学习

1. 选择题

（1）气管炎的发病理化因素不包括的是（　　）。

A. 病毒　　B. 冷空气

C. 粉尘　　D. 烟雾

（2）适合气管炎运动康复的地点是（　　）。

A. 寒冷的冬天　　B. 不通风的室内

C. 雾霾严重的天气　　D. 温暖适宜的户外

（3）以下腹式呼吸的方式正确的是（　　）。

A. 吸气时腹部塌陷　　B. 吸气时腹部隆起

C. 呼气时腹部隆起　　D. 呼气时胸部鼓起

（4）气管炎好发的年龄段为（　　）。

A. 20岁以上　　B. 30岁以上

C. 40岁以上　　D. 60岁以上

2. 判断题

（1）粉尘是导致气管炎的理化因素。（　　）

（2）呼吸训练不能用来改善气管炎。（　　）

（3）空气重度污染时可以进行户外运动练习。（　　）

（4）抱膝呼吸时，坐位，双臂半屈曲，双臂抬起与肩齐平。左腿屈曲抬起，两手抱左小腿的中下段，使左膝贴近胸部的同时吸气，还原时呼气。两侧轮流进行。（　　）

参考答案

1. 选择题：(1)A；(2)D；(3)B；(4)C。

2. 判断题：(1)√；(2)×；(3)×；(4)×。

推荐书目

燕铁斌.2008.物理治疗学.北京：人民卫生出版社.

张佑琏.2001.哮喘、慢性支气管炎病人运动处方.中国康复医学杂志，5(10)：28-30.

第六章 关节炎运动指导

知识点汇总

➢ 知识点一：关节炎的定义

关节炎泛指发生在人体关节及其周围组织的炎性疾病，临床表现为关节的红、肿、热、痛、功能障碍及关节畸形。

➢ 知识点二：关节炎的病因

引起关节炎的原因主要与炎症、自身免疫反应、感染、代谢紊乱、创伤、退行性病变等因素有关。

➢ 知识点三：关节炎患者的康复运动指导

关节炎患者进行运动训练的主要目的是增强关节周围肌肉力量，增加关节活动度，减轻关节疼痛。

关节炎的概述

关节炎泛指发生在人体关节及其周围组织的炎性疾病，临床表现为关节的红、肿、热、痛、功能障碍及关节畸形。临床常见的关节炎主要包括：类风湿关节炎、骨关节炎、强直性脊柱炎、痛风性关节炎、反应性关节炎、感染性关节炎、创伤性关节炎、银屑病关节炎、肠病性关节炎，其他全身性疾病的关节表现包括系统性红斑狼疮、肿瘤、血液病等。

不同的关节炎，其病因、临床表现、治疗及转归均不一。关节炎的病因复杂，主要与炎症、自身免疫反应、感染、代谢紊乱、创伤、退行性病变等因素有关。关节炎是风湿病最常见的表现之一。

关节炎患者的康复运动指导

最近国外有研究表明，运动训练不仅可以缓解疼痛和减少残疾，还可以降低关节炎的发病率，正确且适当的运动，可以有效地减缓骨性关节炎的进程。关节炎患者进行运动可以维持关节活动度，增强关节周围肌肉力量，保持骨骼和软骨组织强壮健康改善您日常活动的能力，改善整体健康水平。

➢ 颈部

抬头望月

【动作要领】身体直立，颈部挺直，全身放松。颈部缓慢尽量后仰，遥望天空。这时能够感到颈部后方肌肉充分放松。然后，保持这种姿势，并缓慢左右转动，连续做5次（图6-1）。

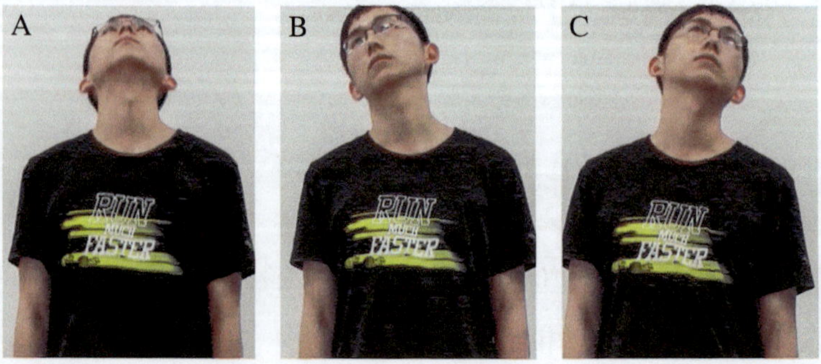

图6-1　抬头望月

颈后按摩

【动作要领】双手手掌抱于颈部后方，颈部缓慢后伸，同时双手手掌向两侧滑行，轻轻按摩颈部肌肉，连续做5次（图6-2）。

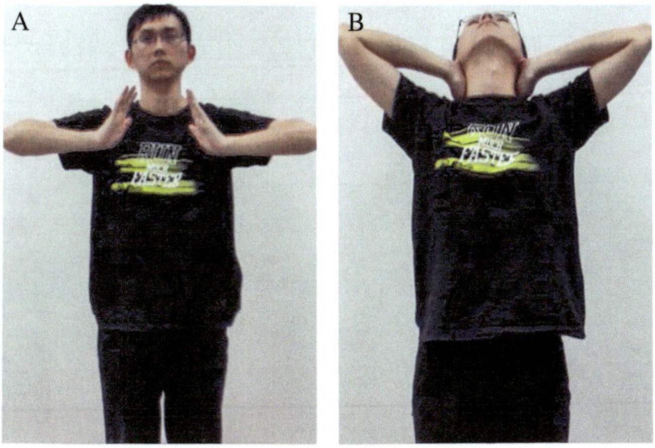

图6-2　颈后按摩

擎天玉柱

【动作要领】双手手指交叉，掌心向上，尽量向高处伸直，同时抬头，仰望天空，连续做5次（图6-3）。

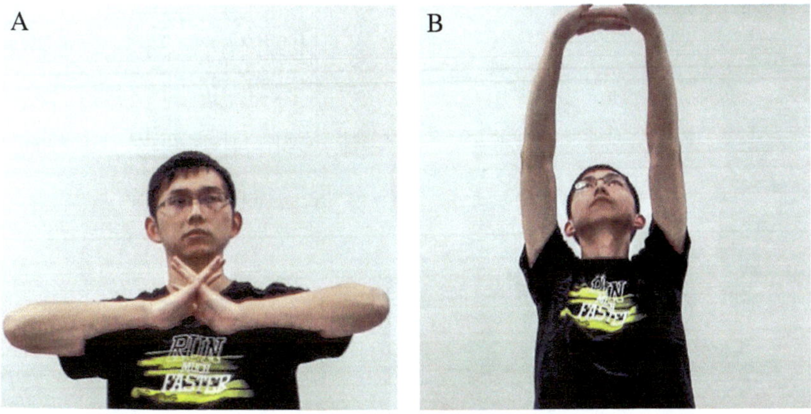

图6-3　擎天玉柱

➢ 肩关节

双肩旋转

【动作要领】挺胸直立，双手握拳、屈肘，双肩部肌肉绷紧，双肩先向后、向上、向前旋转，然后再向上、向后、向下旋转，最后回到原位，如此连续做5次（图6-4）。

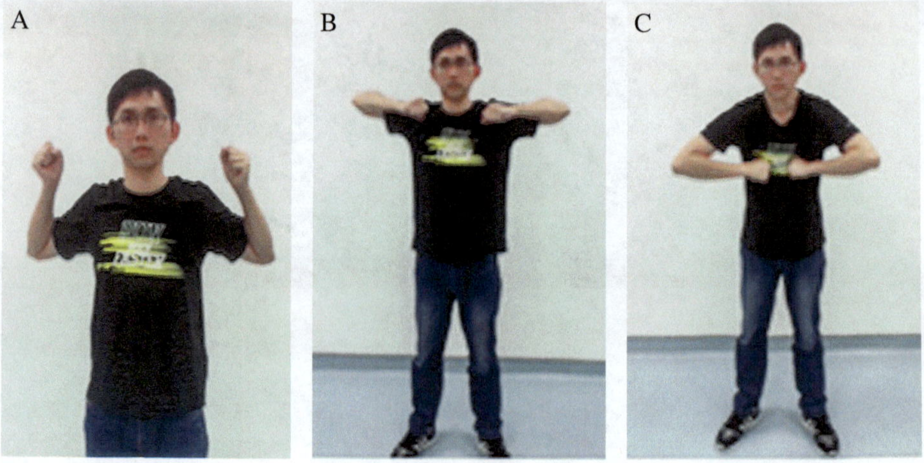

图6-4　双肩旋转

双肩开合

【动作要领】挺胸直立，双手握拳、屈肘，使肩部尽量张开，然后用力回收，使双肩合拢于原位（图6-5）。

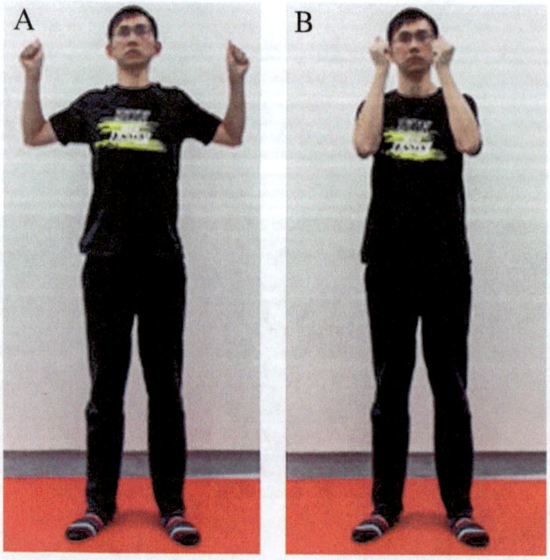

图6-5　双肩开合

擎天玉柱

【动作要领】见本章“颈部”运动。

➢ 腰部

双桥运动

【动作要领】仰卧位，双膝、双肘屈曲，双足、双肘支撑在床面或垫面上。深吸一口气，腰部用力，缓慢地尽量抬高，离开床面或垫面（图6-6）。每日起床后和睡觉前各练5次。

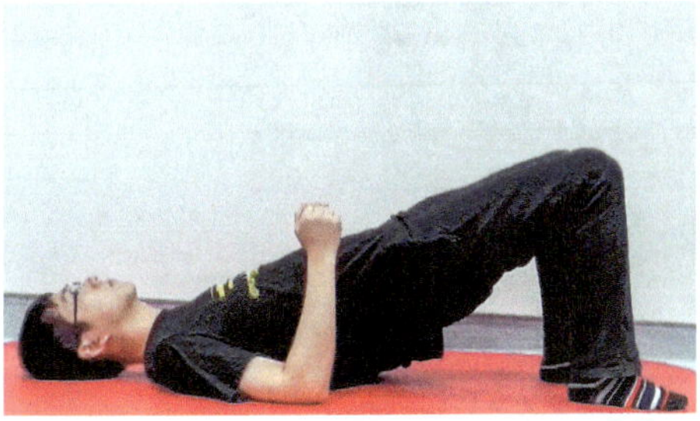

图6-6　双桥运动

卧位屈髋

【动作要领】仰卧位，先腰部自然充分伸直，然后双髋、双膝关节缓慢屈曲，双手抱膝关节，尽量使大腿贴近腹部，坚持10秒钟（图6-7）。如此连续做5次。

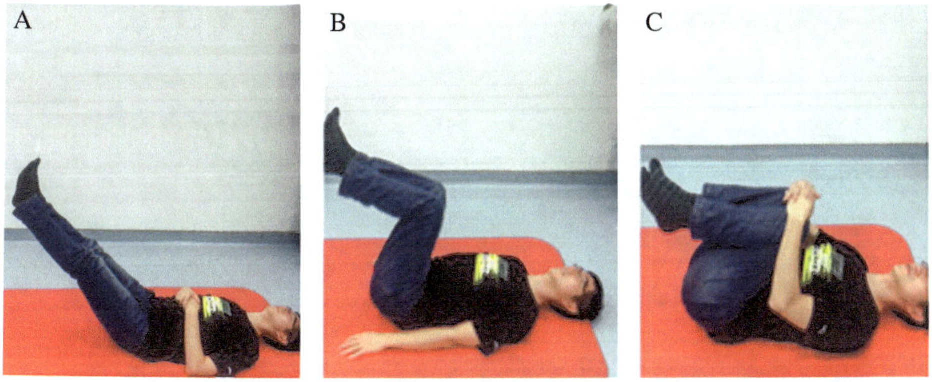

图6-7　卧位屈髋

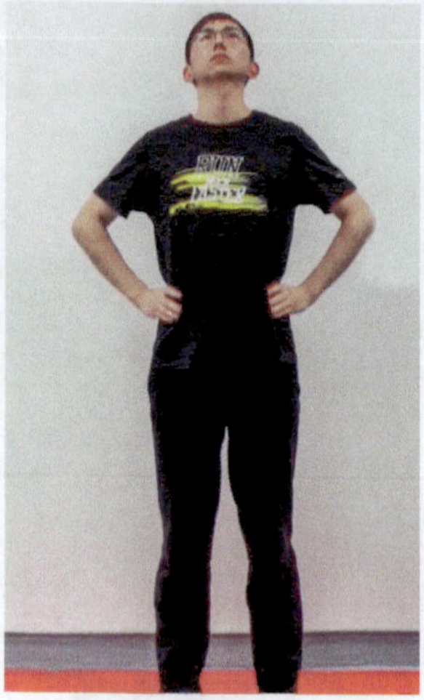

图6-8　站立位双拇指顶腰

站立位双拇指顶腰

【动作要领】站立位，双腿分开，双手卡在腰部，大拇指在后顶在腰椎上，腰部尽力挺直后仰，大拇指同时按摩腰部，使腰部肌肉快速放松（图6–8）。

蹲位牵伸腰部

【动作要领】双腿充分下蹲，双手抱膝，腹部贴于双腿，腰部尽力向前（图6–9）。

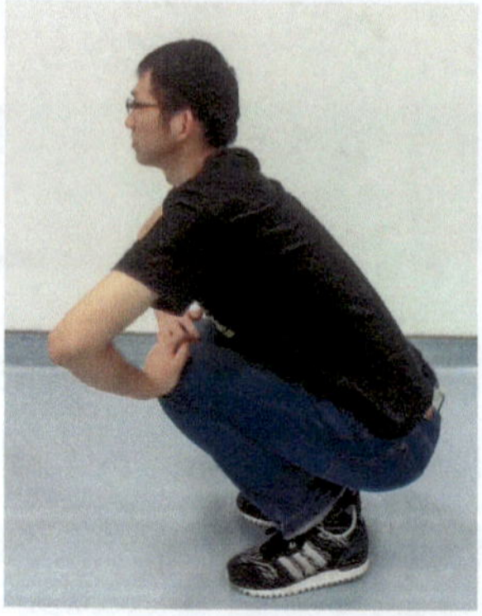

图6-9　蹲位牵伸腰部

擎天玉柱

【动作要领】见本章“颈部”运动。

➢ 髋关节

直腿抬高

【动作要领】站立位或卧位，将大腿和小腿肌肉绷紧，保持下肢伸直。缓慢抬腿，尽量抬高，抬高到最高点后再缓慢放下（图6–10）。两侧交替进行，连续做5次。

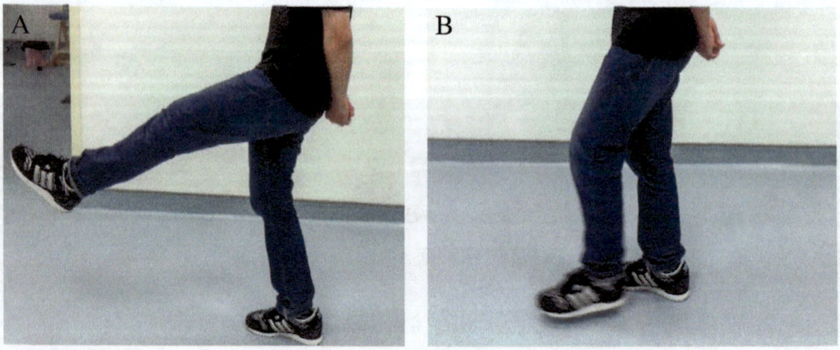

图6-10　直腿抬高

髋关节环绕运动

【动作要领】站立位或卧位，一侧髋关节、膝关节屈曲90°，大腿、小腿肌肉都绷紧，缓慢地尽量向外、向下、向内环绕（图6–11）。两侧交替进行，连续做5次。

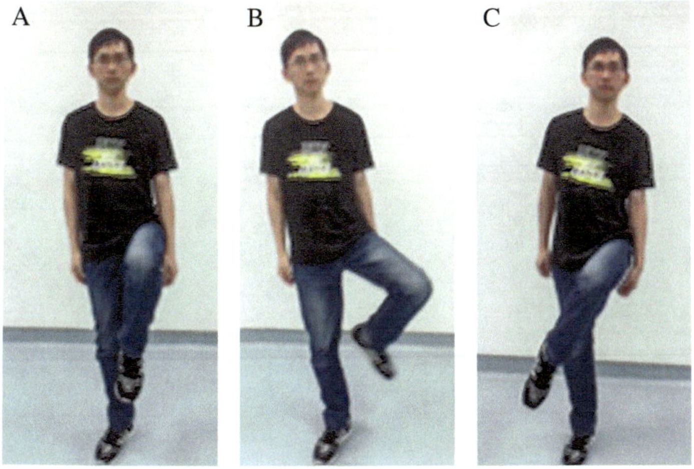

图6–11　髋关节环绕运动

髋关节外展

【动作要领】站立位或卧位，下肢肌肉绷紧，一侧大腿缓慢向外侧尽量抬起，然后再缓慢回到原位（图6–12）。两侧交替进行，连续做5次。

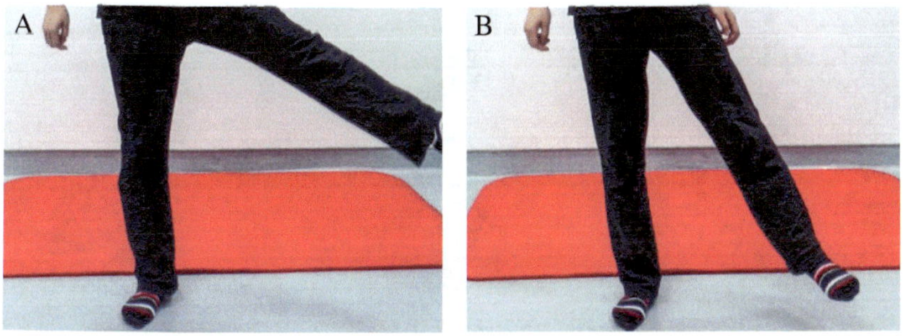

图6–12　髋关节外展

➢ 膝关节

不负重屈伸膝关节

【动作要领】站立位，大腿、小腿肌肉绷紧，一侧足面绷直，缓慢尽量屈曲膝关节，直到最大角度，然后再缓慢伸直膝关节，直到膝关节充分伸直（图6-13）。两侧交替进行，连续做5次。

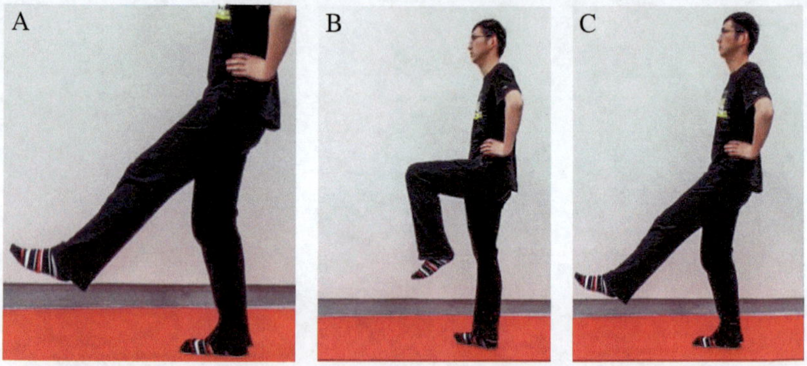

图6-13 不负重屈伸膝关节

负重屈伸膝关节

【动作要领】站立位，双腿并拢，双手扶于膝部，完全下蹲，再回到站立位（图6-14）。如此反复做5次。

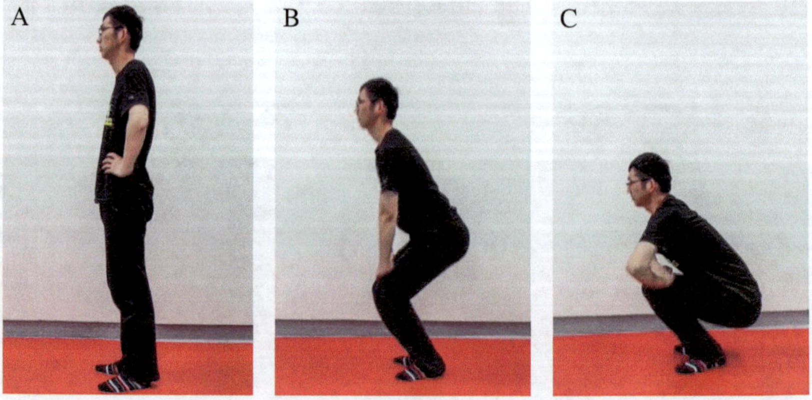

图6-14 负重屈伸膝关节

伸髋屈膝活动

【动作要领】单腿站立，另一侧腿后伸达到充分伸髋，然后缓慢尽量抬高小腿，屈膝到最大程度（图6–15）。两侧交替进行，连续做5次。练习者可手扶栏杆等保持稳定。

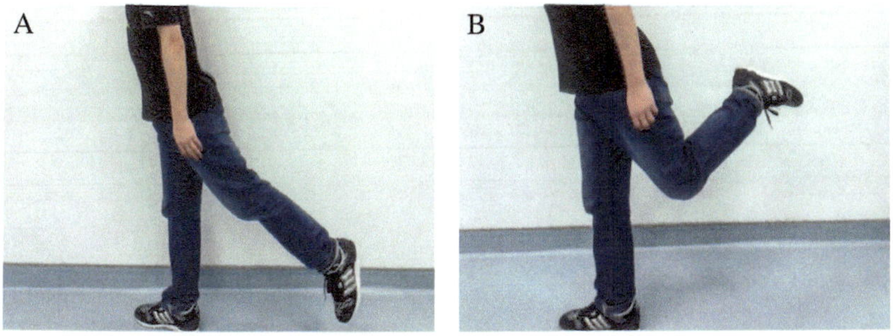

图6–15　伸髋屈膝活动

➢ 踝关节

踝关节屈伸活动

【动作要领】站立位，将一侧小腿抬高，小腿肌肉绷紧，足缓慢上钩（背伸）和下蹬（跖屈）到最大位置（图6–16）。两侧交替进行，连续做5次。

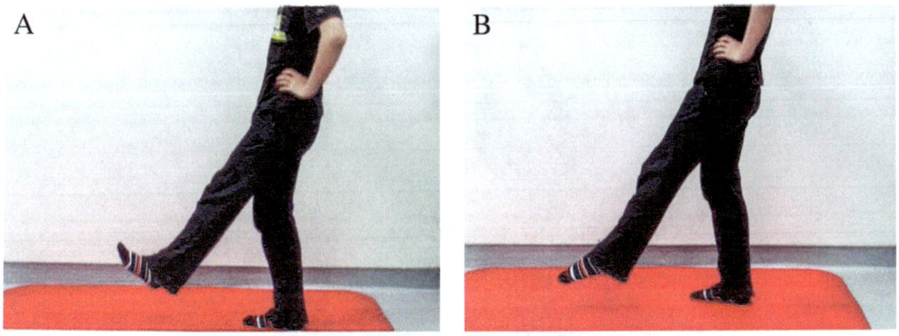

图6–16　踝关节屈伸活动

踩地踝屈伸活动

【动作要领】

✧ 方法一：坐位，双足平放于地面，双足尖同时尽量抬高，然后换足尖着地，双足跟尽量抬起（图6-17）。如此反复做5次。

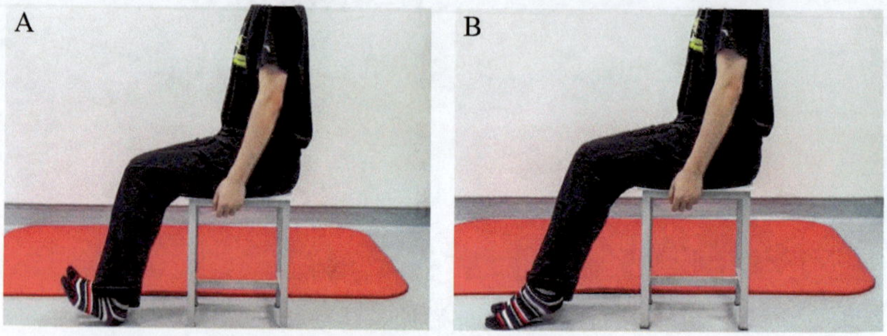

图6-17　踩地踝屈伸活动（方法一）

✧ 方法二：站立位，双足平放于地面，一侧足尖尽量抬高，然后换足尖着地，足跟尽量抬高（图6-18）。两侧交替进行，连续做5次。

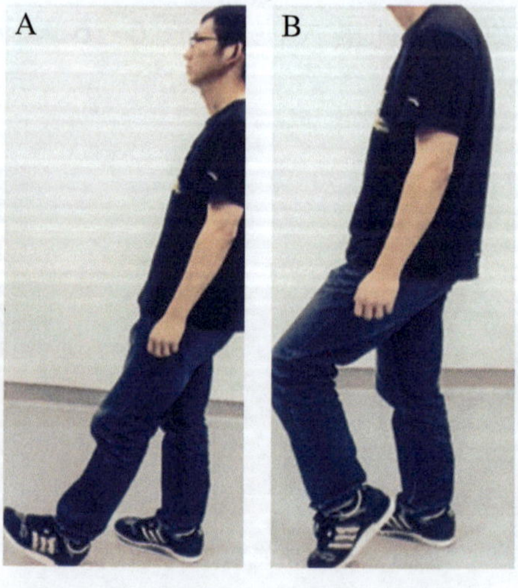

图6-18　踩地踝屈伸活动（方法二）

踝旋转运动

【动作要领】站立位或坐位，一侧足尖着地，以其为支点，踝关节缓慢向内和向外旋转（图6-19）。两侧交替进行，连续做5次。

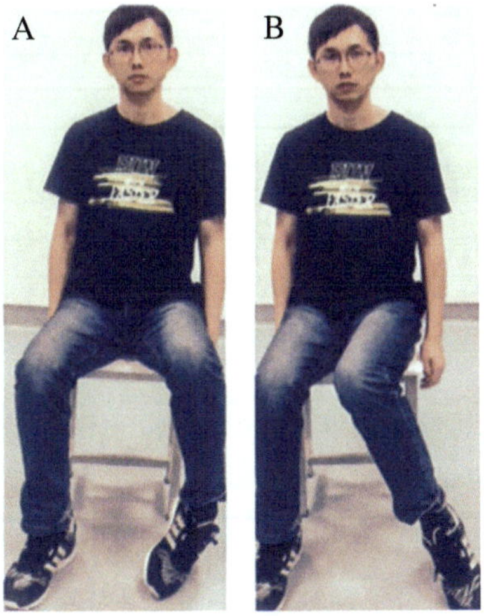

图6-19　踝旋转运动

除了每日清晨起床后和晚睡前练习外，更重要的是在劳累、运动前后和长时间不活动的情况下准备开始活动前练习。

互动学习

1. 选择题

（1）关节炎的主要临床表现不包括（　　）。

A. 红　　B. 肿　　C. 痒　　D. 痛

（2）颈部抬头望月的运动训练连续做（　　）次。

A. 3　　B. 5　　C. 7　　D. 9

（3）关节炎的原因不包括（　　）。

A. 炎症　　B. 创伤　　C. 感染　　D. 吸烟

（4）关节炎的运动训练作用不包括（　　）。

A. 改善生活质量　　B. 降低关节稳定性

C. 维持关节活动度　　D. 增强肌力

2. 判断题

（1）踝旋转运动以脚跟为支点。（　　）

（2）蹲位牵伸腰部时双腿充分下蹲，双手抱膝，腹部贴于大腿，腰部尽力向前。（　　）

（3）双肩开合是使肩部尽量张开，然后用力回收，使双肩合拢于原位。（　　）

（4）关节炎患者的运动训练只需每日清晨起床后和晚睡前练习。（　　）

参考答案

1. 选择题：（1）C；（2）B；（3）D；（4）B。

2. 判断题：（1）×；（2）√；（3）√；（4）×。

推荐书目

钱炳航.2002.退行性关节炎的运动疗法.中国临床康复，6（05）：632-634.

玄勇，鲁艳莉，李晶.2003.膝关节骨性关节炎的运动疗法.中国康复医学杂志，18（09）：523-525.

韩雄波，吕群山，王建华等.2006.物理因子与运动疗法治疗膝关节骨性关节炎的疗效观察.中国康复医学杂志，21（07）：756-759.

闫万军，吴云，卫怀恩等.2012.慢性病的运动康复指南.延吉市：延边大学出版社.

第七章 脑卒中运动指导

知识点汇总

➢ 知识点一：脑卒中的定义

脑卒中是急性脑血液循环障碍性脑血管疾病的总称，以局部脑功能缺失为特征，主要分为出血性和缺血性两大类。

➢ 知识点二：脑卒中的危险因素

一些与脑卒中的发生有密切关系的因素被称为危险因素。脑卒中的危险因素很多，包括年龄、遗传、高血压、低血压、糖尿病、心脏病、高脂血症、不合理的饮食和生活习惯等。

➢ 知识点三：脑卒中患者的康复运动指导

脑卒中常导致偏瘫，即单侧肢体运动功能障碍，主要表现为肌张力异常和运动不协调，无法维持正常姿势和保持平衡。适当的运动训练可以调节肌张力，使肢体运动趋于正常。

脑卒中的概述

脑卒中是急性脑血液循环障碍性脑血管疾病的总称，以局部脑功能缺失为特征，主要分为出血性和缺血性两大类。脑卒中是中老年人的常见病、多发病之一，具有发病率高、死亡率高、致残率高、复发率高以及并发症多的“四高一多”的特点。偏瘫是最常见的脑卒中后遗症，即一侧肢体运动减弱或丧失导致功能障碍。

脑卒中发病后的病程一般分为急性期、恢复期和后遗症期（或恢复后期、慢性期）三个时期。后遗症期为发病6～8个月后，与前两期相比，运动功能恢复速度变缓。

一些与脑卒中的发生有密切关系的因素被称为危险因素。脑卒中的危险因素很多，其中高龄（大于60岁）、种族、脑卒中家族史等为不可控制的先天危险因素；而高血压、低血压、心脏病、糖尿病、高脂血症、代谢综合征、肥胖、吸烟、缺乏体育运动、口服避孕药、不合理的饮食和生活习惯等属于可以控制的后天危险因素。如能及早控制危险因素并有效干预，相当部分高危人群将避免脑卒中的发生。

此外，脑卒中的发生也与气候变化、地理环境、心理因素、打鼾等有密切关系。

脑卒中患者的康复运动指导

偏瘫患者运动功能障碍的主要表现为肌张力异常和运动不协调，无法维持正常姿势和保持平衡。适当的运动训练可以调节肌张力，使肢体运动趋于正常。

脑卒中患者的运动训练应当循序渐进，不可操之过急，要由易到难，由简单到复杂，运动量由少到多，持之以恒，这样才能达到最好的效果。在运动训练中若出现不适，应终止训练，以防发生或加重不良反应。

床上平衡训练

【动作要领】

✧ 方法一：仰卧位，下肢伸直，双足放于Bobath球上，将臀部抬离床面或垫面，使下肢与躯干呈一条直线，并保持肘关节伸直和球的稳定（图7–1）。

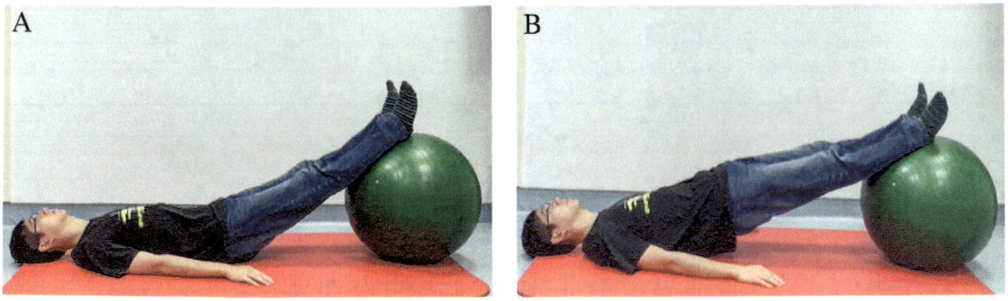

图7–1 床上平衡训练（方法一）

✧ 方法二：仰卧位，下肢伸直，双足夹住Bobath球，向两侧旋转球，同时保持躯干稳定和肘关节伸直（图7–2）。

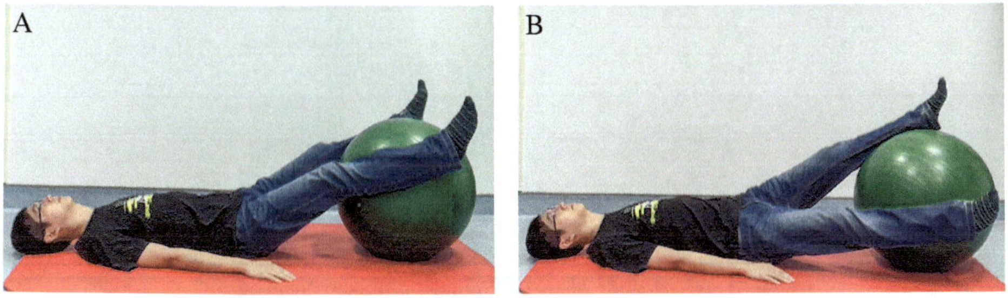

图7–2 床上平衡训练（方法二）

坐位平衡训练

【动作要领】

✧ 方法一：坐于Bobath球上，由辅助者帮助保持脊柱伸展，练习者通过前后或左右移动球，做腰部屈曲、伸展或侧屈运动（图7–3）。通过练习，逐渐过渡到无辅助下完成动作。

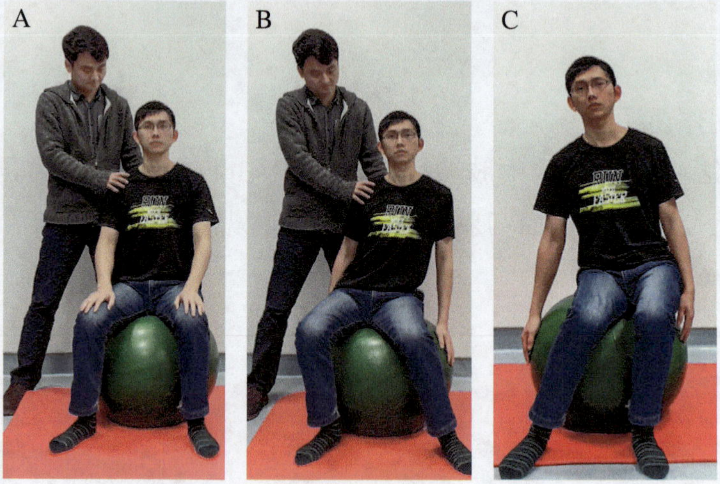

图7-3　坐位平衡训练（方法一）

✧ 方法2：双手抱球坐于Bobath球上，伸直肘关节，保持脊柱伸展，做腰部左右旋转运动（图7-4）。

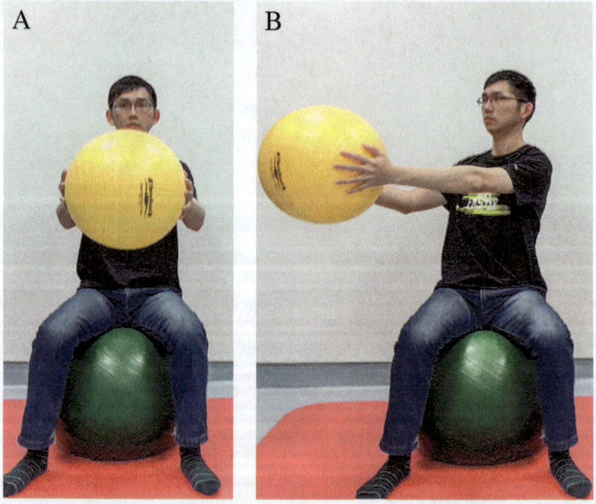

图7-4　坐位平衡训练（方法二）

跪位平衡训练

【动作要领】双膝跪位，头、颈、躯干应保持伸展，双腿均等负重。由辅助者扶住肩部，练习者向两侧倾斜转移重心（图7-5）。

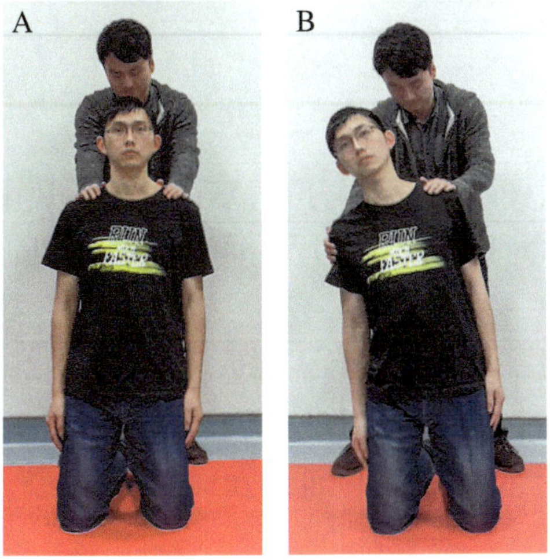

图7－5 跪位平衡训练

坐位站起训练

【动作要领】坐位，双脚平放于地面，双手交叉握住，伸直肘关节，辅助者站于练习者的患侧，一手扶患侧手，另一手扶于下腰部，辅助练习者躯干向前倾。当肩超过膝的位置后，重心向前转移至足部。练习者双脚一起用力，抬臀伸膝，站起（图7-6）。通过练习，逐渐过渡到独立完成动作。

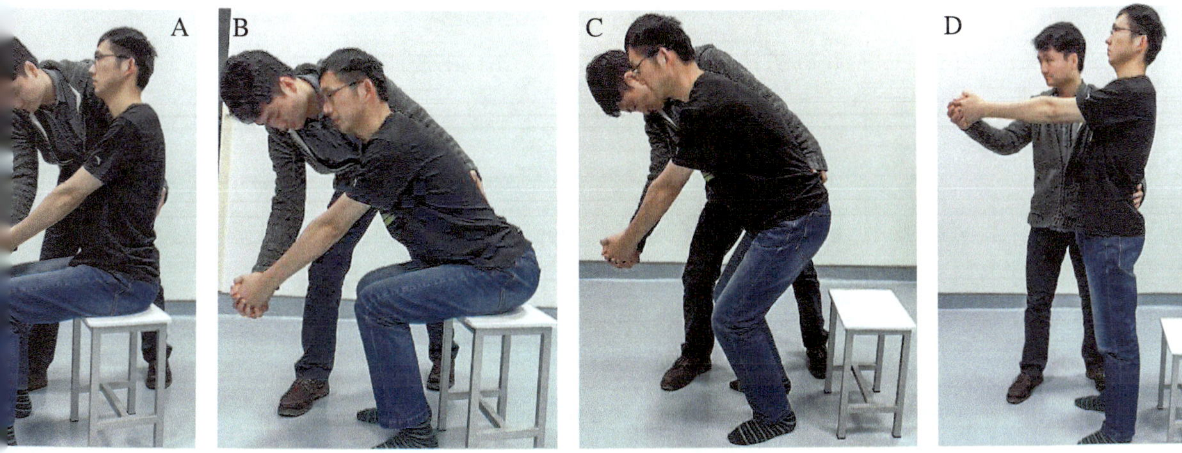

图7-6 坐位站起训练

站位平衡训练

【动作要领】

✧ 方法一：扶栏杆站立，双脚分开，双下肢均等负重，倾斜躯干使重心向左、右方向移动（图7-7）。应注意避免双膝过度伸直，造成膝反张。

✧ 方法二：扶栏杆站立，健侧足负重，偏瘫侧足踩在球上。通过前后移动球，促进偏瘫侧膝、踝、趾做屈伸运动（图7-8）。当偏瘫下肢能够充分负重时，改健侧足踩在球上，完成以上动作。

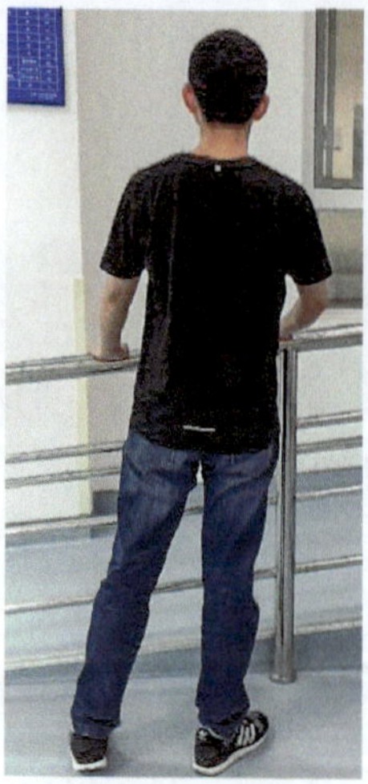

图7-7　站位平衡训练（方法一）

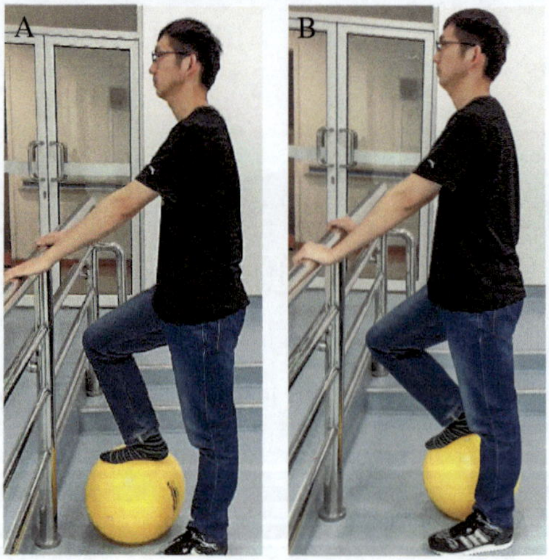

图7-8　站位平衡训练（方法二）

站位患腿迈步训练

【动作要领】站立位，健侧手扶住栏杆，将重心移至健侧脚，患侧膝关节轻度屈曲，患侧脚向前方迈出（图7-9）。

站位健腿迈步训练

【动作要领】站立位，健侧手扶住栏杆。辅助者坐在练习者患侧，一手放在其骨盆后方，另一手放在患侧膝部，协助练习者固定患膝，防

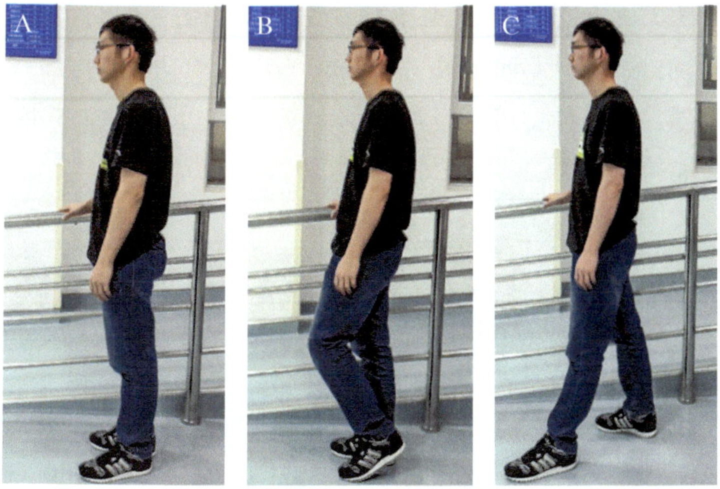

图7-9　站位患腿迈步训练

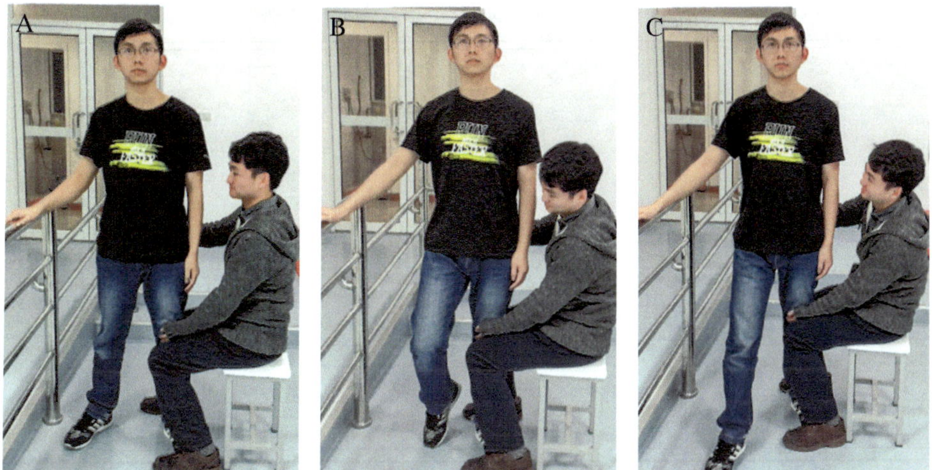

图7-10　站位健腿迈步训练

止健侧脚迈步时膝反张或突然打软。然后，练习者重心移至患侧脚，健侧脚向前迈出（图7-10）。

步行训练

【动作要领】站立位，以健侧手扶住栏杆。辅助者站于患者后方，双手放在练习者骨盆两侧。当诱导练习者左脚迈出时，使其骨盆缓慢向右前方移动，产生左脚的迈步反应；为引出右脚迈出，应将骨盆向左前方推动，产生右脚迈步反应。开始几步应以较慢速度进行诱导，以后逐渐加速。

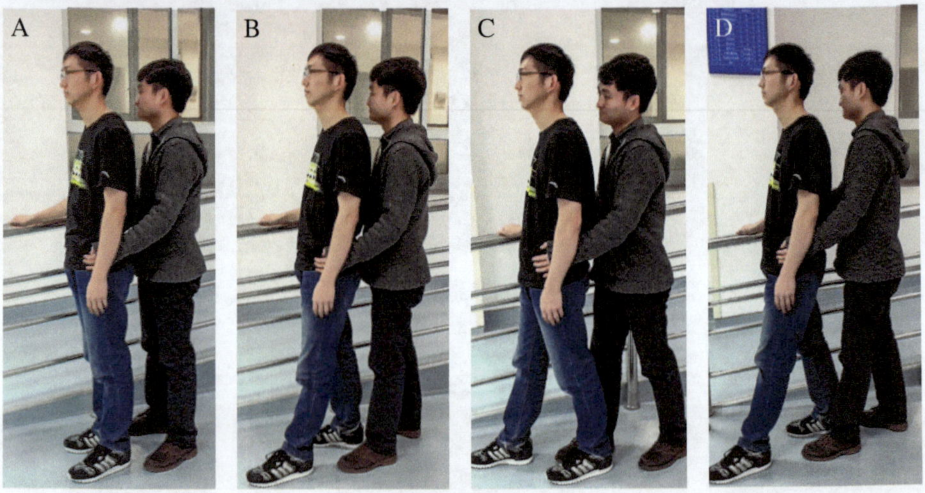

图7-11　步行训练

互动学习

1. 选择题

（1）脑卒中危险因素不包括（　　）。

A. 低血压　　B. 骨质疏松

C. 糖尿病　　D. 打鼾

（2）偏瘫的康复运动目的不包括（　　）。

A. 提高运动功能　　B. 改善自理能力

C. 防止并发症　　D. 恢复受损脑组织

（3）脑卒中后肢体运动功能障碍常见形式为（　　）。

A. 单瘫　　B. 截瘫　　C. 偏瘫　　D. 全瘫

（4）关于进行坐位站起训练错误的是（　　）。
A. 需要具备坐位平衡能力
B. 髋、膝关节需要一定控制能力
C. 身体始终保持直立
D. 重心前移

2. 判断题
（1）只需打针吃药就可以恢复偏瘫患者的肢体运动功能。（　　）
（2）脑卒中偏瘫康复治疗要从早期开始。（　　）
（3）脑卒中偏瘫运动康复训练就是普通锻炼。（　　）
（4）偏瘫患者开始步行练习前需经合理的运动康复训练。（　　）

参考答案
1. 选择题：（1）B；（2）D；（3）C；（4）C。
2. 判断题：（1）×；（2）√；（3）×；（4）√。

推荐书目

张通.2011.偏瘫病人康复治疗图解（第2版）.北京：人民军医出版社.

纪树荣.2011.运动疗法技术学（第2版）.北京：华夏出版社.

郑洁皎，俞卓伟.2010.脑卒中康复分级训练指导.上海：复旦大学出版社.

第八章 肩周炎运动指导

知识点汇总

➢ 知识点一：肩周炎的定义

肩周炎又称肩关节周围炎，是一类引起盂肱关节僵硬的粘连性关节囊炎，表现为肩关节周围疼痛，肩关节各个方向主动和被动活动度降低。

➢ 知识点二：产生肩周炎的原因

产生肩周炎的原因很多，如50岁左右的中老年人，软组织退行性病变，对各种外力的承受能力减弱；长期过度活动，姿势不良等所产生的慢性致伤力；上肢外伤后肩部固定过久，肩周组织继发萎缩、粘连；肩部急性挫伤、牵拉伤后因治疗不当等；颈椎病，心、肺、胆道疾病发生的肩部牵涉痛，因原发病长期不愈使肩部肌肉持续性痉挛、缺血而形成炎性病灶，转变为真正的肩周炎。

➢ 知识点三：肩周炎患者的康复运动

肩周炎患者的康复运动应该以解除疼痛为主，并预防肩关节功能障碍，主要以练习肩关节活动度和肩关节周围肌肉的力量为主。

肩周炎的概述

肩周炎又称肩关节周围炎，是一类引起盂肱关节僵硬的粘连性关节囊炎，表现为肩关节周围疼痛，肩关节各个方向主动和被动活动度降低。肩周炎又俗称凝肩、五十肩，以肩关节疼痛和活动不便为主要症状的常见病症，患者肩部逐渐产生疼痛，夜间为甚，逐渐加重，肩关节活动功能受限而且日益加重，达到某种程度后逐渐缓解，直至最后完全复原，主要表现为肩关节囊及其周围韧带、肌腱和滑囊的慢性特异性炎症。本病的好发年龄为50岁左右，女性发病率略高于男性，多见于体力劳动者。如得不到有效的治疗，有可能严重影响肩关节的功能活动。肩关节可有广泛压痛，并向颈部及肘部放射，还可出现不同程度的三角肌的萎缩。

临床上常将肩周炎病程分为三期：急性期（或疼痛期）、慢性僵硬期、恢复期。

产生肩周炎的原因有很多，主要有以下几点：

- 50岁左右的中老年人，软组织退行病变，对各种外力的承受能力减弱，在外力刺激下，肩关节肌肉肌腱容易受伤。
- 长期过度活动，姿势不良等所产生肩关节肌肉肌腱的慢性致伤力。
- 上肢外伤后肩部固定过久，肩周组织继发萎缩、粘连；肩部急性挫伤、牵拉伤后因治疗不当等。
- 颈椎病，心、肺、胆道疾病发生的肩部牵涉痛，因原发病长期不愈使肩部肌肉持续性痉挛、缺血而形成炎性病灶，转变为真正的肩周炎。

肩周炎患者的运动康复指导

肩周炎的运动应该以解除疼痛为主，并预防肩关节功能障碍。运动要循序渐进、持之以恒。鉴于肩周炎本身有很大比例的自愈性，所以一套科学、简单、实用的肩关节运动体操，就可能帮助患者增加关节活动度，减轻肩部疼痛，缩短病程，避免二次损伤。

肩周炎急性期疼痛较重，运动时疼痛加重，此时应控制练习时间和强度，练习过程中以不加重疼痛、不疲劳为度。慢性期应加强练习，逐渐延长练习时间及增加次数，尽量扩大肩关节活动范围，有不适感或轻微疼痛时要坚持练习，争取功能完全恢复。配合理疗、按摩推拿效果更好。在做棍操时，不可用暴力强制推拉，以免造成局部损伤，加重病情。

➢ 肩关节活动度练习

肩关节活动度练习建议每日进行2次，每次10～15组以上，以第二天无痛感为度。

肩前屈

【动作要领】双足分开与肩同宽，双手紧握体操棒比肩略宽（棍长1米左右），挺胸收腹，直视前方（图8-1A）。双手握体操棒尽量上举，肘关节始终保持伸直位（图8-1B）。上举至最大范围，保持5秒。做此动作时身体尽量靠墙，以防动作变形。

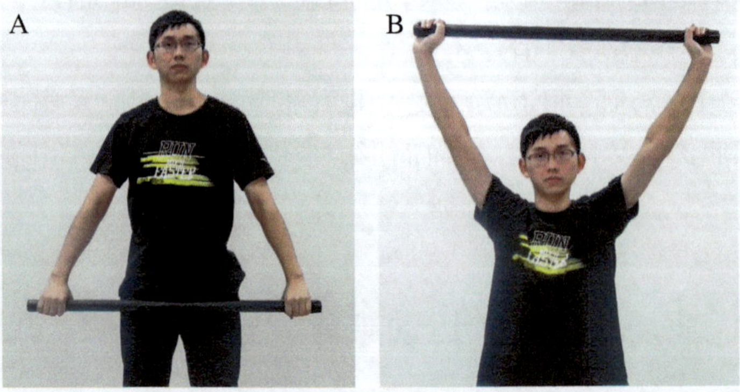

图8-1 肩前屈

肩外展

【动作要领】双足分开与肩同宽，双手紧握体操棒比肩略宽（棍长1米左右），挺胸收腹，直视前方（图8–2A）。患侧手握住棒端，健侧手握棒另一端。握棒端的患侧手往外展，同时健侧手用力往外顶患侧手，使肩外展（图8–2B）。外展至最大范围时，保持5秒。

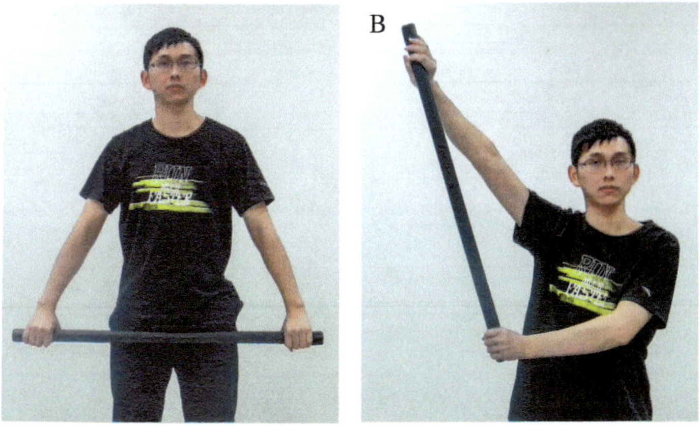

图8–2　肩外展

肩后伸

【动作要领】双手握体操棒于身后，肘关节始终保持伸直（图8–3A），双手带动体操棒用力向后伸（图8–3B），保持5秒。做此动作时，不能含胸弯腰。

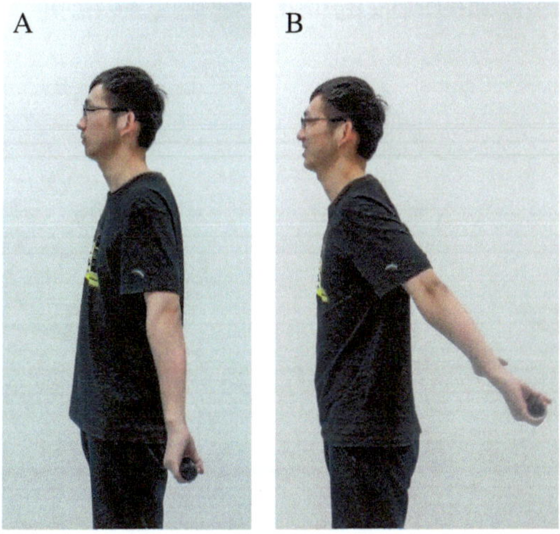

图8–3　肩后伸

肩外旋

【动作要领】患侧手握棒端，健侧手握棒另一端。抓握棒端一侧的胳膊紧贴身体，不能分开（图8-4A）。健侧手缓慢向前推，使患侧臂呈外旋位，并紧贴于体侧（图8-4B），保持5秒。

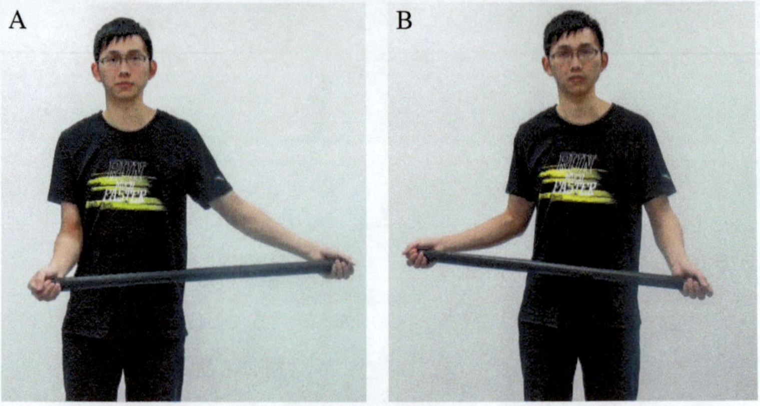

图8-4　肩外旋

肩内旋

【动作要领】患侧臂屈肘，紧贴于体侧，健侧手搭于患侧手腕。患侧前臂向内收的同时，健侧臂做抵抗，保持5秒（图8-5）。

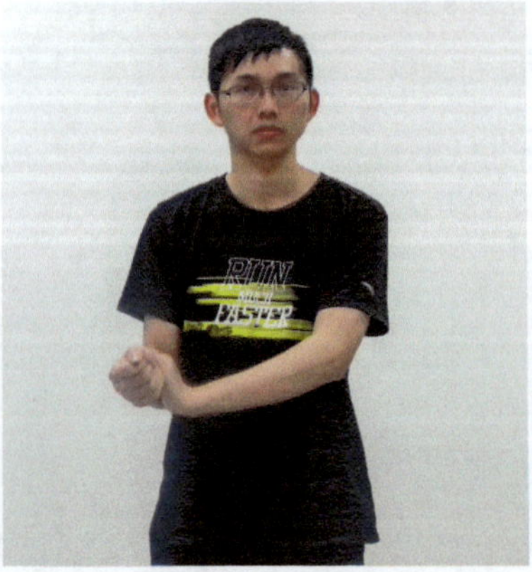

图8-5　肩内旋

平卧上提

【动作要领】仰卧位，利用健侧手带领患侧手上提至拉紧，用轻微力度向下推，停留5秒后放松（图8-6）。

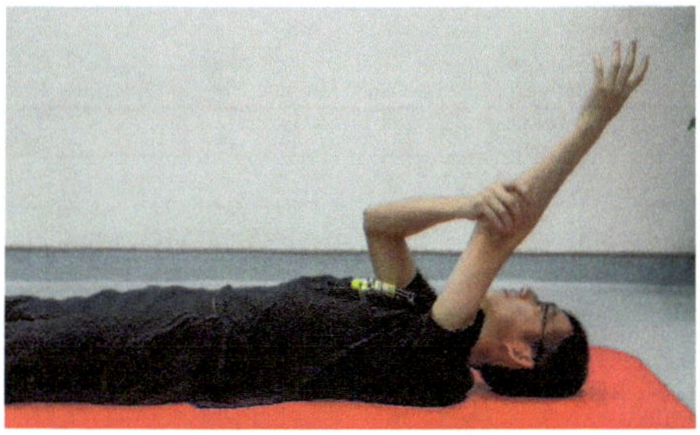

图8-6　平卧上提

手指爬墙

【动作要领】面墙而立，双手扶墙，手指爬行而上，达到最大高度后，保持5秒（图8-7）。

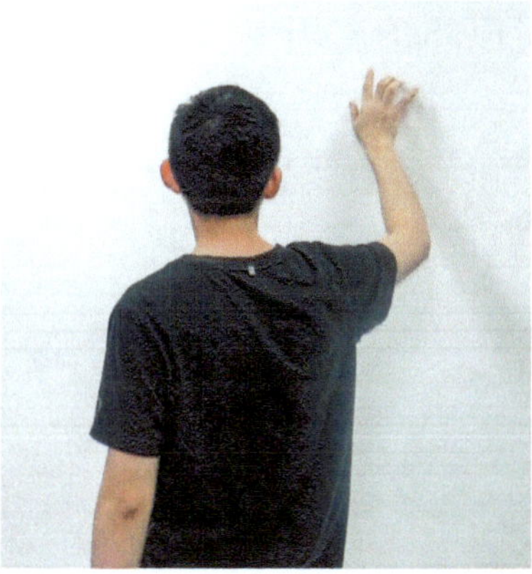

图8-7　手指爬墙

弯腰甩臂（钟摆练习）

【动作要领】站立位，腰部向前弯60°，患臂前后摆动，也可以画圈进行钟摆练习，摆动范围越大越好（图8-8A）。练习一段时间后，可以进行加强练习，如手握杠铃进行负重，重量适中即可（图8-8B）。

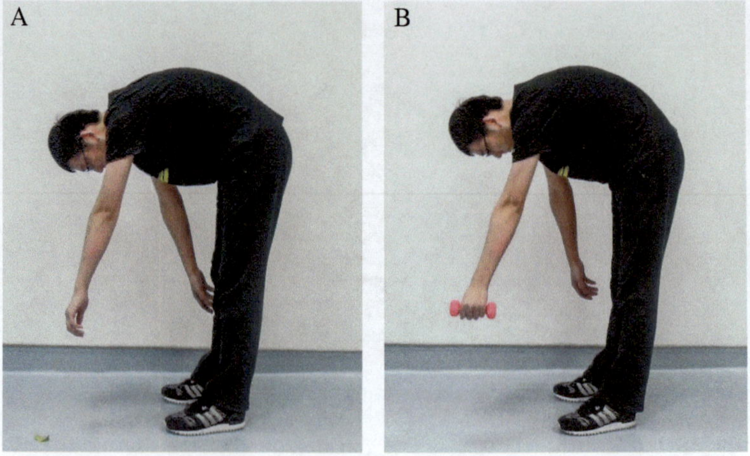

图8-8　弯腰甩臂（钟摆联系）

上肢绕脖子

【动作要领】将双手手臂分别从前向后，或从后往前用力做绕脖子的动作（图8-9），可以防治肩周炎。

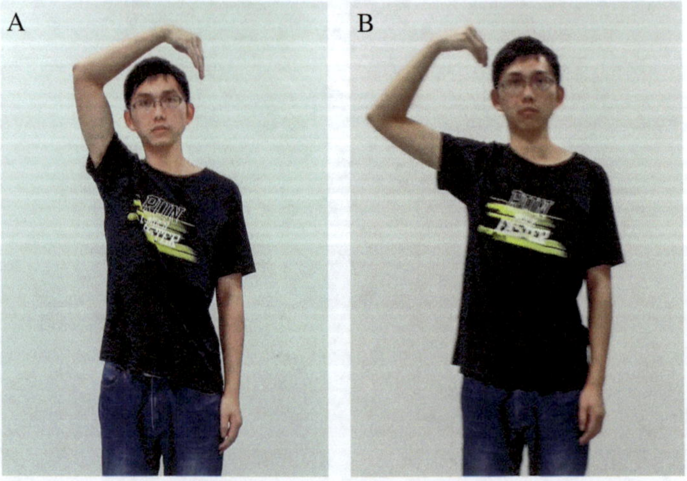

图8-9　上肢绕脖子

➢ 肩关节力量练习

力量练习的力度应以无痛或微痛为宜，练习的量（组数）应以不引起第二天过度的不适为宜，一般建议每个动作以10～15次为1组，每日2组。练习中使用的弹力带应购于正规场所，劣质的材料易引发危险。

肩关节外旋

【动作要领】

✧ 肩周炎早期可用如图8-10所示的动作，双手握住弹力带两端，两肘弯曲保持90°，双手向身体两侧拉直至与肩同宽，保持弹力带形状不变，维持此动作10秒。

✧ 随着时间的推移，病情好转后，可以进行难度较大的肌力练习。将弹力带一端固定，患侧手拉住另一端，在图8-11A的基础上，患侧手向患侧牵拉（图8-11B）。

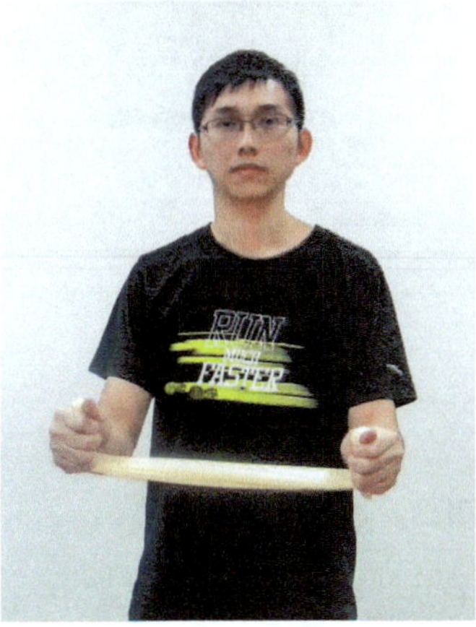

图8-10　肩关节外旋

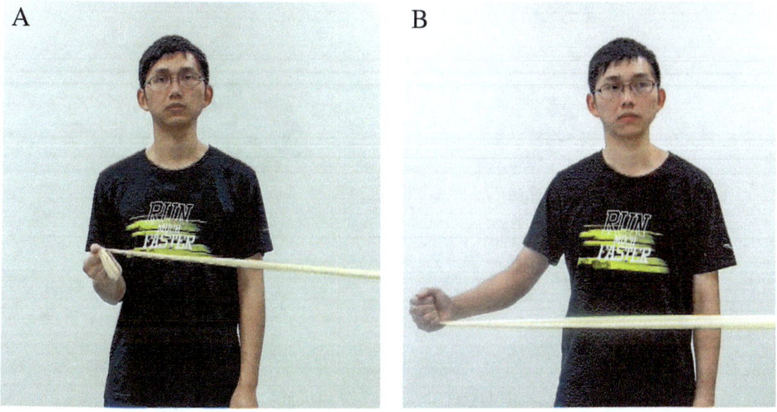

图8-11　肩关节外旋进阶练习

✧ 在康复的后期，可以再增加一些难度。手、肘与肩处于同一水平面，患侧手拉住弹力带的一端（图8-12A），将弹力带向后侧拉，在外展的基础上做外旋（图8-12B）。

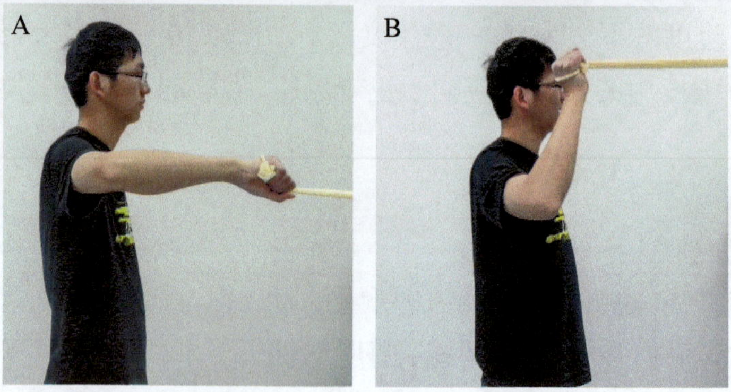

图8-12　肩关节外展、外旋

肩关节内旋

【动作要领】站立位，患侧手拉住弹力带的一端，肘弯曲保持90°，上臂贴近身体（图8-13A）。肩周炎早期，保持此动作10秒。随着时间的推移，病情好转后，可将弹力带向对侧拉（图8-13B）。

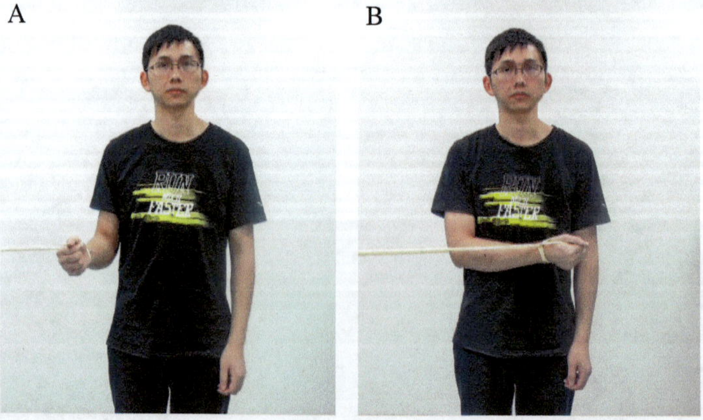

图8-13　肩关节内旋

肩关节前屈

【动作要领】站立位，将弹力带的一端固定于患侧脚下，患侧手拉住弹力带的另一端（图8-14A），肘保持伸直，将患侧手臂上抬（图8-14B）。肩周炎早期，保持此动作10秒。随着时间的推移，病情好转后，缓慢匀速向上抬。

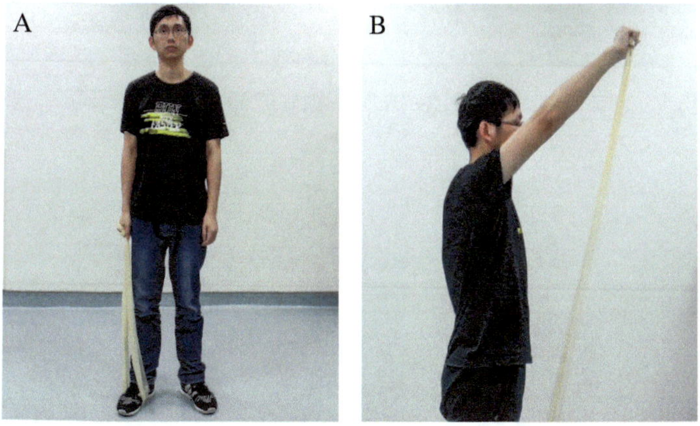

图8-14　肩关节前屈

肩关节后伸

【动作要领】站立位，将弹力带的一端固定于身体前侧，患侧手拉住弹力带的另一端，肘保持伸直（图8-15A），并向后拉（图8-15B）。肩周炎早期，保持此动作10秒。随着时间的推移，病情好转后，缓慢匀速向后拉。

肩关节外展

【动作要领】站立位，将弹力带的一端固定于患侧脚下，患侧手拉住弹力带，肘保持伸直（图8-16A），并向体侧拉（图8-16B）。肩周炎早期，保持此动作10秒。随着时间的推移，病情好转后，缓慢匀速向上拉。

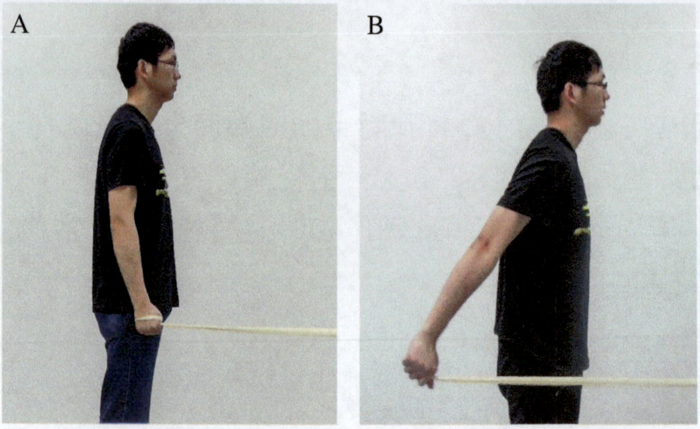

图8-15　肩关节后伸

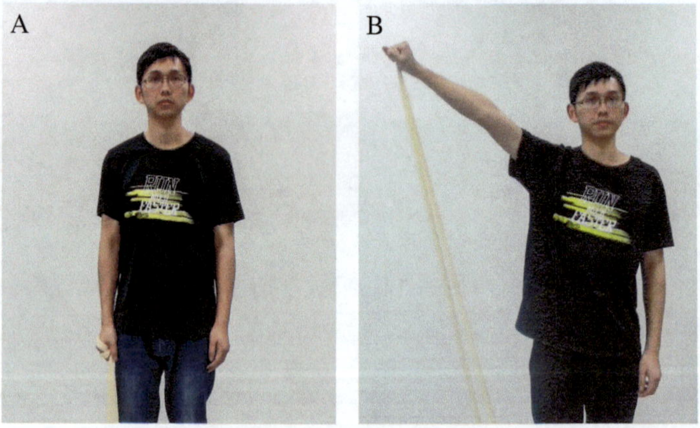

图8-16　肩关节外展

互动学习

1. 选择题

（1）肩周炎好发的年龄是（　　）。

A. 20岁左右　　B. 30岁左右

C. 40岁左右　　D. 50岁左右

（2）临床上将肩周炎病程分为（　　）期。

A. 2　　B. 3　　C. 4　　D. 5

（3）下列（　　）不是肩周炎的临床表现。

A. 肩关节周围疼痛

B. 肩关节各个方向主动活动度降低

C. 肩关节各个方向被动活动度降低

D. 肩关节周围发红

（4）产生肩周炎的主要原因有（　　）点。

A. 2　　B. 3　　C. 3　　D. 4

2. 判断题

（1）肩周炎急性期要进行大幅度、大强度的练习。（　　）

（2）肩周炎棍操练习时，不可以强制推拉，以免造成局部损伤，加重病情。（　　）

（3）肩周炎的运动应该以解除疼痛为主，并预防肩关节功能障碍。（　　）

（4）上肢外伤后肩部固定过久，肩周组织继发萎缩、粘连可能导致肩周炎。（　　）

参考答案

1. 选择题：（1）D；（2）B；（3）D；（4）D。

2. 判断题：（1）×；（2）√；（3）√；（4）√。

推荐书目

王予斌.2007.关节镜手术与康复.北京.人民军医出版社.

陈疾忤，陈世益.2005.肩周炎研究进展.国外医学·骨科学分册，26（2）：94–96.

第九章 腰痛运动指导

知识点汇总

➢ 知识点一：腰痛定义

腰痛是以背部肋骨下缘以下的部分出现疼痛为代表的一组症状群或症状综合征，在成年人中是较为常见的症状之一。

➢ 知识点二：引起腰痛的原因

腰痛主要由肌肉劳损、拉伤、扭伤、姿势不良、肥胖、怀孕时增重、压力、抽烟、身体状况不佳等引起。

➢ 知识点三：腰痛患者的康复运动指导

在权威的腰痛治疗指南中强调腰痛治疗手段首选运动训练，主要目的是强化脊柱附近肌群的肌力，提高脊柱的柔韧性，从而改善脊柱的稳定度，减轻腰痛的症状。

腰痛的概述

腰痛是以背部肋骨下缘以下的部分出现疼痛为代表的一组症状群或症状综合征，在成年人中是较为常见的症状之一。一生中至少患一次腰痛的发病率是90%，而每年患腰痛的发病率是50%。在美国，因腰痛有关的治疗所造成的直接与间接财政数额巨大，每年超过1 000亿美元，其中2/3的数额来自薪水与生产效率的降低。

大部分的腰痛找不到明确的病因，但绝大多数和肌肉劳损、拉伤、扭伤有关。姿势不良、肥胖、怀孕时增重、压力、抽烟、身体状况不佳也可能造成腰痛。

除此之外，一些特异性疾病也可能造成腰痛，包括骨质疏松、脊椎椎间盘退化、脊椎椎间盘突出、骨质增生、骨性关节炎、类风湿关节炎、脊椎压迫性骨折，脊椎感染或肿瘤虽较不常见，但也可能引起腰痛。

妇女腰痛的原因可能和一些妇科疾病有关，包括子宫内膜异位症、卵巢囊肿、子宫肌瘤。有一半的怀孕妇女有腰痛或尾椎区域疼痛的情况，可能是怀孕时姿势的改变及重力引起骨盆腔内肌肉及韧带拉伤的缘故。

腰痛患者的康复运动指导

在腰痛的治疗中，运动训练一直扮演着非常重要的角色。在权威的腰痛治疗指南中强调腰痛治疗手段首选运动训练。运动训练的主要目的是强化脊柱附近肌群的肌力，提高脊柱的柔韧性，从而改善脊柱的稳定度，达到减轻腰痛的症状。

腰痛患者的康复运动可采用瑞士球进行核心稳定性训练，主要分为4个步骤：

✧ 热身运动：对脊柱、肩部和髋部进行5分钟的牵伸训练。
✧ 中立位和姿势控制训练：例如，保持中立位姿势，坐于瑞士球上。
✧ 核心稳定训练：需按照循序渐进，先易后难的原则，通过减少支撑面积，增加不稳定因素使难度逐渐增加。
✧ 整理运动：对脊柱、肩部和髋部进行5分钟的牵伸训练。

本章节主要对中立位和姿势控制训练、核心稳定训练进行较详细的介绍。

➢ 中立位和姿势控制训练

仰卧位训练

【动作要领】仰卧位，屈膝90°，保持颈椎、肩部和髋部为一直线，双手分别放于骨盆两侧，向下收缩腹部（图9-1）。

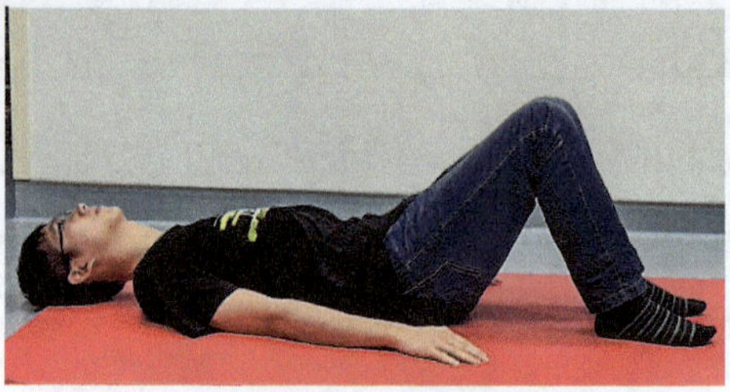

图9-1　仰卧位训练

坐位训练

【动作要领】坐于瑞士球上，屈髋屈膝90°，保持颈椎、肩部和髋部为一直线，双手分别放于身体两侧球上或膝盖上方，肩部尽量放松（图9-2）。

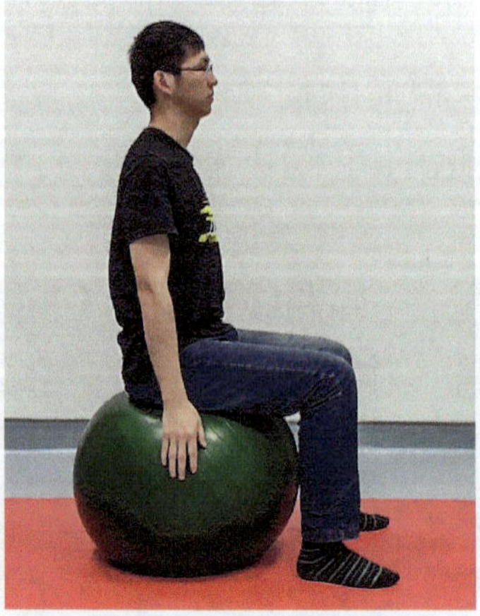

图9-2　坐位训练

俯卧位训练

【动作要领】俯卧位，双手撑于地面上，双腿放于瑞士球上，保持颈椎、肩、髋和膝部为一条直线（图9–3）。

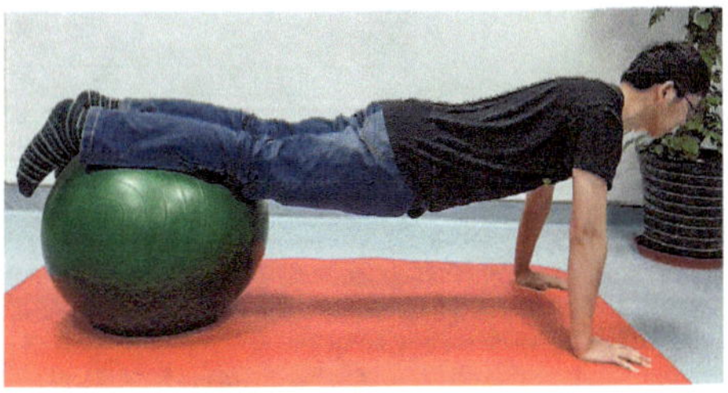

图9-3　俯卧位训练

➢ 核心稳定训练

双桥运动

【动作要领】仰卧位，小腿放于瑞士球上，抬起骨盆，并使肩峰、股骨大转子与膝部成一直线（图9–4），维持该姿势30秒，再回到起始位置，重复10次。

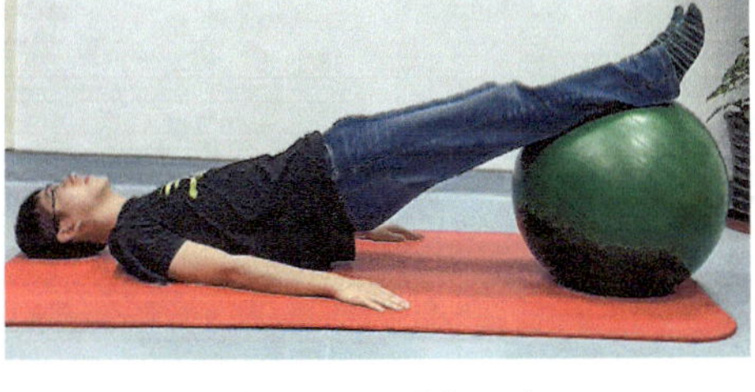

图9-4　双桥运动

单桥运动

【动作要领】仰卧位，小腿放于瑞士球上，抬起骨盆，并使肩峰、股骨大转子与膝部成一直线。抬起一侧下肢（图9–5），保持15秒，然后缓慢回到初始位置。两侧下肢交替进行，重复10次。

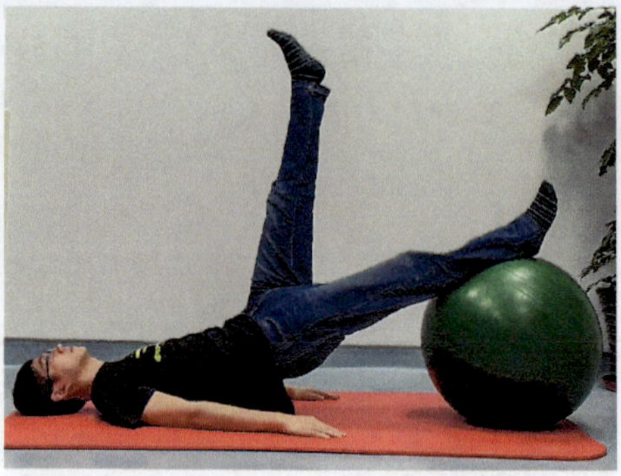

图9-5　单桥运动

屈膝双桥运动

【动作要领】仰卧位，小腿放于瑞士球上，抬起骨盆，并保持肩部、骨盆与双足在一条直线上（图9-6），保持15秒，然后缓慢回到初始位置，重复10次。

A

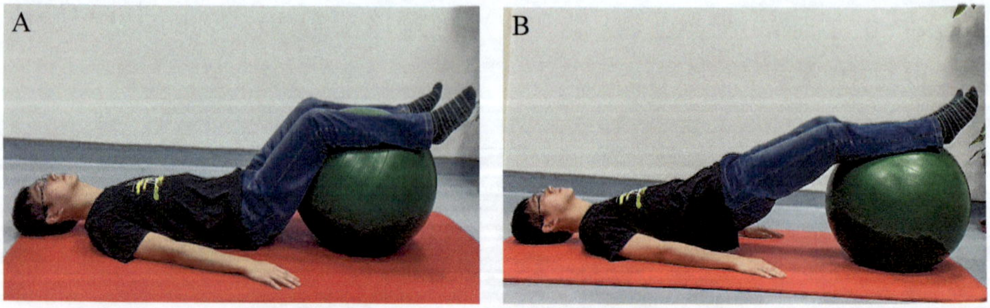

B

图9-6　屈膝双桥运动

反桥运动

【动作要领】仰卧位，双肩放于瑞士球上，双脚与肩同宽平放在地面上，膝关节屈曲90°，并使肩峰、股骨大转子与膝部成一直线，保持30秒，重复10次（图9-7）。

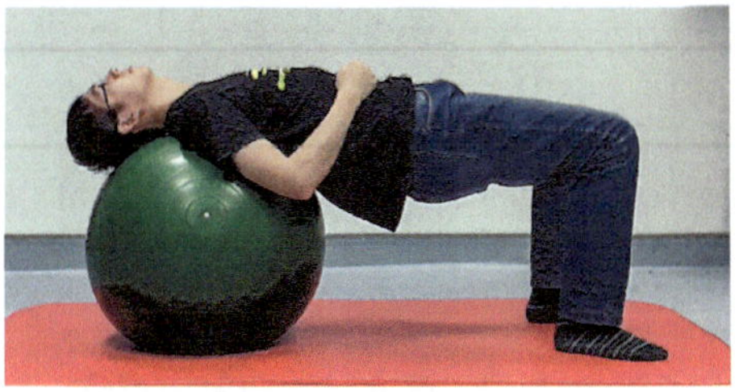

图9-7　反桥运动

反桥运动：屈髋屈膝

【动作要领】仰卧位，双肩放于瑞士球上，双脚与肩同宽平放在地面上，膝关节屈曲90°，并使肩峰、股骨大转子与膝部成一直线。屈曲一侧髋、膝关节（图9-8），尽可能呈90°，保持10秒，然后缓慢回到初始位置。两侧交替进行，重复10次。

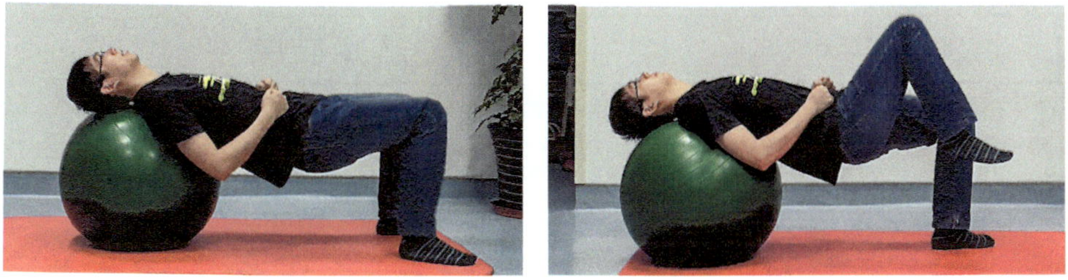

图9-8　反桥运动：屈髋屈膝

反桥运动：单腿伸直

【动作要领】仰卧位，双肩放于瑞士球上，膝关节屈曲90°，双足与肩同宽平放在地面上，并使肩峰、股骨大转子与膝部成一直线。抬起一侧下肢（图9-9），保持10秒，然后缓慢回到初始位置。两侧交替进行，重复10次。

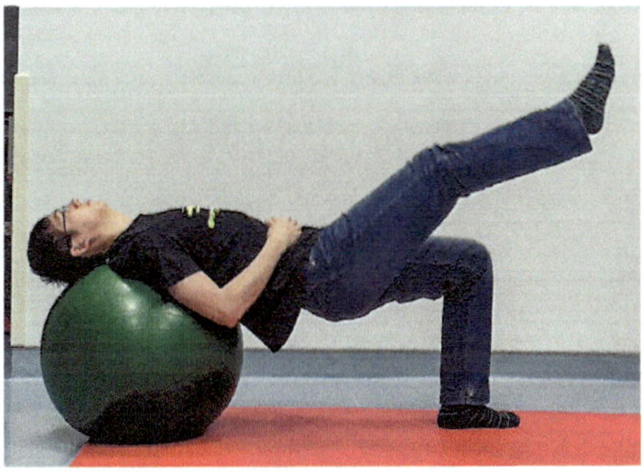

图9-9　反桥运动：单腿伸直

不同病因引起的腰痛患者适合的运动也不同，如急性腰痛患者、腰椎间盘突出症患者适合脊柱伸展运动，而腰椎弓根断裂、关节突综合征等下背痛患者不适合做腰椎伸展运动。患者可根据实际情况，对照表9-1判断并选择适合自己的运动类型。

表9-1　腰痛患者运动类型选择

适合做屈曲运动	适合做伸展运动
○ 伏案工作，或者开车后腰部更加疼痛 ○ 从地上举高物件时腰痛 ○ 洗脸时稍微弯腰闪电般腰痛 ○ 坐得太久腰会痛 ○ 拔草或者扫地等弯腰，或者站立时腰稍微向前弯时疼痛 ○ 平时有些驼背，姿势不大好 ○ 走路时腰痛较缓和 ○ 俯卧时腰痛缓和	○ 走路腰痛 ○ 站立太久腰痛，但是坐下来疼痛缓和 ○ 俯卧时腰更加痛 ○ 长时间走路腰痛，但是蹲下来休息一会儿，腰痛缓和 ○ 站立时腰痛，但是坐下来腰就不痛。 ○ 平时姿势较好 ○ 坐在椅子上腰不痛 ○ 骑自行车腰不会痛

互动学习

1.选择题

（1）腰痛是以背部（　　）以下的部分出现的疼痛为代表的一组临床症状群或症状综合征，在成年人中较为常见。

A.肩胛部下缘　　B.肋骨

C.第7颈椎以下　　D.第8肋以下

（2）腰痛的原因是（　　）。

A.腰部肌肉的过度使用

B.拉伤、扭伤，长期姿势不良，肥胖

C.压力，抽烟，身体状况不佳

D.以上都是

（3）运动训练是通过改善（ ）来减轻腰痛的。

A. 脊柱附近肌群肌力 B. 脊柱的柔韧性

C. 脊柱稳定度 D. 以上都是

（4）腰痛患者的（ ）可能发生异常。

A. 骨骼肌肉 B. 关节、软骨

C. 神经、韧带 D. 以上都是

2. 判断题

（1）长期伏案工作或者开车后腰部疼痛适合做屈曲运动。（ ）

（2）平时有驼背，姿势不良的患者适合做伸展运动。（ ）

（3）走路腰痛的患者适合做伸展运动。（ ）

（4）长期的心理抑郁不会导致腰痛。（ ）

参考答案

1. 选择题：（1）B；（2）D；（3）D；（4）D。

2. 判断题：（1）√；（2）×；（3）√；（4）×。

推荐书目

王雪强，陈佩杰. 2014. 腰痛常见不良姿势及其运动疗法. 中国疼痛医学杂志，20（10）：748-751.

王雪强，戴敏辉，冯颜等. 2010. 核心稳定性训练用于慢性腰椎间盘突出症的疗效观察. 中国康复医学杂志，25（8）：756-759.

Wang XQ, Pi YL, Chen PJ et al. 2014. Whole body vibration exercise for chronic low back pain: study protocol for a single-blind randomized controlled trial. Trials, 15（1）：104.

陆廷仁. 2007. 骨科康复学. 北京：人民军医出版社.

第十章 慢性阻塞性肺病运动指导

知识点汇总

➢ 知识点一：慢性阻塞性肺病的定义

慢性阻塞性肺病简称慢阻肺，是以持续气流受限为特征的疾病。

➢ 知识点二：慢性阻塞性肺病的临床表现

主要表现为慢性咳嗽、咳痰、气短或呼吸困难、喘息和胸闷及其他症状。

➢ 知识点三：慢性阻塞性肺病的险致病因素

引起慢阻肺患病的致病因素很多，其中主要由环境因素所致。

➢ 知识点四：慢性阻塞性肺病患者的康复运动指导

通过改善呼吸肌功能，改善心肺功能和整体功能，从而提高患者日常生活能力。

慢性阻塞性肺病的概述

慢性阻塞性肺病（COPD）简称慢阻肺，是以持续气流受限特征的疾病，其气流多呈进行性发展，与气道和肺组织对香烟烟雾等有害气体或有害颗粒的异常慢性炎症反应有关。慢阻肺主要累及肺部，肺功能检查对确定气流受限有重要意义。在吸入支气管扩张剂后，第一秒用力呼气容积（FEV1）/用力肺活量（FVC）<0.70表示存在持续受限。

慢阻肺的临床表现有：

- ✧ 慢性咳嗽：随病程发展可终身不愈，常晨间咳嗽明显，夜间有阵咳或排痰。
- ✧ 咳痰：一般为白色黏液或浆液性泡沫性痰，偶可带血丝，清晨排痰较多，急性发作期痰量增多，可有脓性痰。
- ✧ 气短或呼吸困难：早期在劳累时出现，后逐渐加重，以致在日常活动甚至休息时也感到气短，是慢阻肺的标志性症状。
- ✧ 喘息和胸闷：部分患者特别是重度患者或急性加重时出现喘息。
- ✧ 其他：晚期患者有体重下降和食欲减退等现象。

引起慢阻肺患病的致病因素很多，其中主要由环境因素所致，包括吸烟、呼吸道感染、职业粉尘和化学物质、有毒气体和粉尘空气污染（包括氧化氮、二氧化硫、二氧化硅等），此外还有如免疫、年龄及气候因素等。

慢性阻塞性肺病患者的运动康复指导

运动具有改善呼吸肌和辅助呼吸机功能，改善心肺功能和整体功能，减轻呼吸困难症状和改善精神状态的作用。运动训练是肺部康复的基础。大量的临床研究证明，运动训练是提高慢阻肺患者日常生活能力较为有效的物理治疗手段。本章节主要介绍呼吸肌训练和上下肢肌力练习。

➢ 呼吸训练

缩唇呼吸

【动作要领】坐位，闭嘴，用鼻吸气，将口唇缩成口哨状，缓慢呼气

（图10-1），同时收缩腹部，使气体通过缩窄的口型缓慢呼出，缩唇大小程度由患者自行选择调整，吸气与呼气时长之比为1 ：2，每天练习3次，每次5分钟。

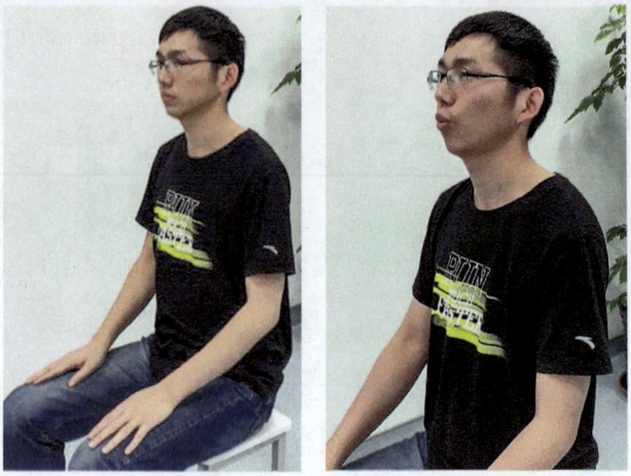

图10-1 缩唇呼吸

膈式或腹式呼吸

【动作要领】站立位，两手分别放于前胸部和上腹部，用鼻缓慢吸气时，腹部凸出，手感到腹部向上抬起，呼气时，手感到腹部下降（图10-2）。每天2次，每次10～15分钟。

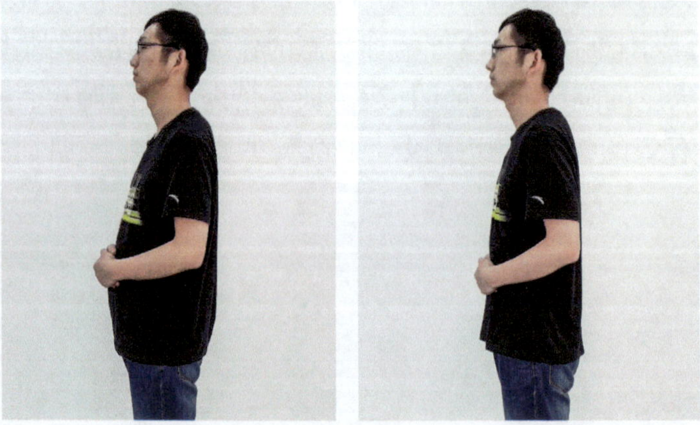

图10-2 腹式呼吸

有效咳嗽

【动作要领】坐位或站立位，上身可略前倾，缓慢深呼吸，屏气3～5秒后张口连咳3声，咳嗽时收缩腹肌，腹壁内缩，或者用自己的手按压上腹部，帮助咳嗽（图10-3）。

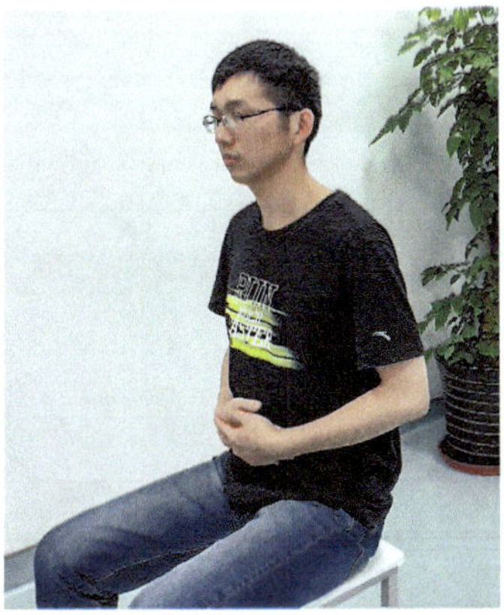

图10-3　有效咳嗽

全身性呼吸体操

【动作要领】立位吸气（图10-4A），前倾呼气（图10-4B）。单臂上举时吸气（图10-4C），双手压腹时呼气（图10-4D）。双手抱头时吸气（图10-4E），转体时呼气（图10-4F）。最后由腹式缩唇呼吸到平静呼吸结束，每天2次。

➢ 上下肢训练

上下肢训练以舒缓运动为主，避免剧烈运动，确保运动的安全性。常取50%～80% $VO_{2\ max}$（最大吸氧量）或W_{max}（最大功率）为下肢运动强度，动处方通常采用中高强度即50%～80% VO_{2max}（或W_{max}、PHR），每周2～3次，每次20～30分钟，共进行8～12周。PHR指理论最大心率（220 —年龄），RHR指静息时心率。

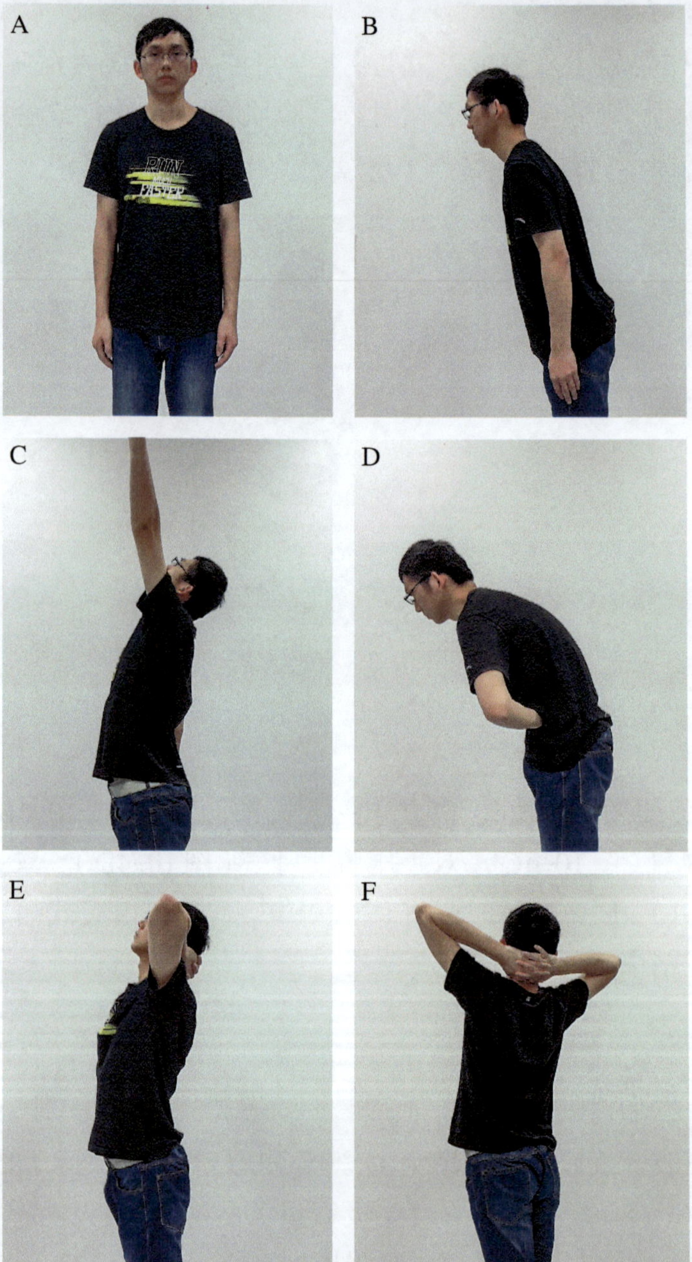

图 10-4　全身性呼吸体操

6分钟步行训练

【动作要领】在50米的直线范围内来回步行6分钟，每日两次，两次之间休息2～3分钟（图10-5）。

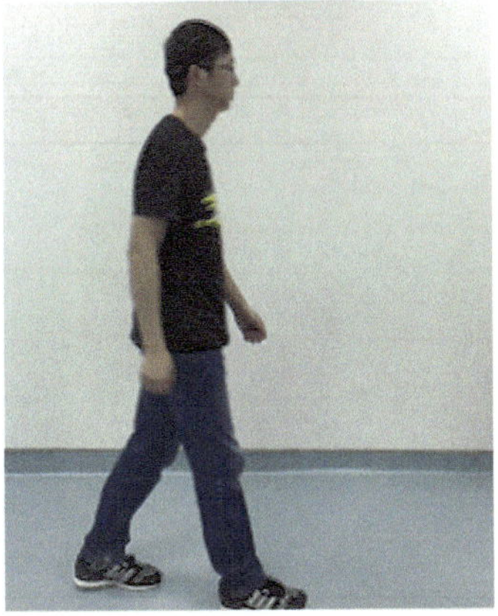

图10-5 6分钟步行训练

屈膝练习

【动作要领】直立，手扶桌面，一侧腿屈曲抬起，另一侧腿屈曲下蹲（图10-6），并保持该动作。每周2～3次，病情严重的严重患者刚开始运动时可坚持15分钟，以后逐渐增至30分钟。关注患者在运动过程中的反应，如出现呼吸困难、面色苍白等不适现象，应马上停止。

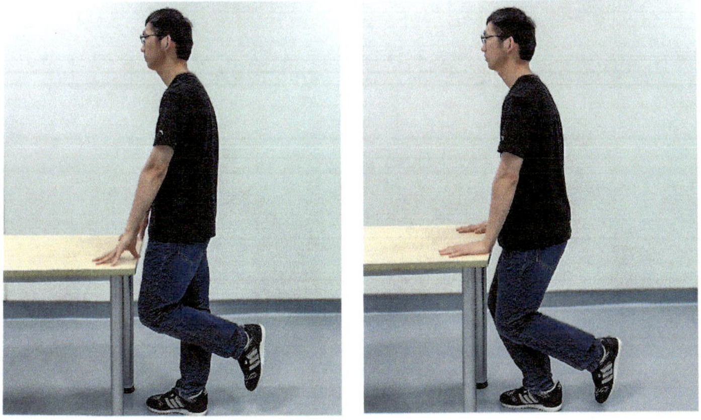

图10-6 屈膝练习

哑铃屈肘训练

【动作要领】坐位，手持哑铃，双臂自然下垂。屈曲肘关节，回到起始位置（图10-7）。动作由慢到快，10次为1组，每天2组。

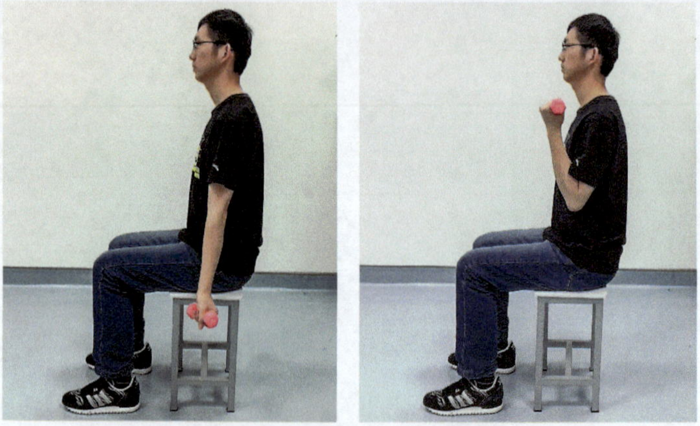

图10-7　屈肘练习

仰卧飞鸟

【动作要领】仰卧位，两手持哑铃，拳心相对。两臂向上直伸与地面垂直，两腿伸直。两手向两侧分开下落并吸气，两肘微屈（图10-8），直到不能更低时，保持1秒，让胸大肌完全伸展，然后将两臂从两侧向上举并吸气，回到初始位置。5次为1组，每天2组。两臂分开时，背部肌肉要收紧，意念集中在胸大肌的收缩和伸展上。

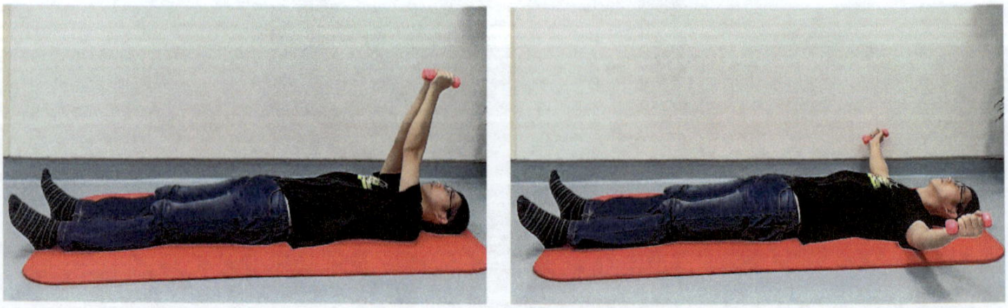

图10-8　仰卧飞鸟

吹纸训练

【动作要领】坐位，将距离口腔10厘米处、与口同高的纸巾吹向偏斜方（图10-9），逐渐增加吹纸巾的距离。

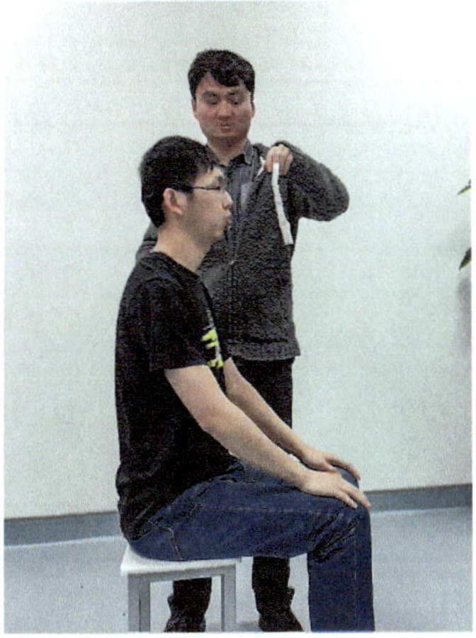

图11-9　吹纸

互动学习

1. 选择题

（1）大量的临床研究证明（　　）是提高慢阻肺患者日常生活能力较有效的物理治疗手段。

A. 运动训练　　B. 物理因子治疗

C. 药物治疗　　D. 体力劳动

（2）引起慢阻肺患病的致病因素很多，但不包括（　　）。

A. 吸烟　　B. 呼吸道感染

C. 职业粉尘　　D. 饮酒

（3）缩唇呼吸，吸气与呼气时长之比为（　　）。

A. 1∶2　　B. 1∶1　　C. 2∶1　　D. 1∶4

（4）适合慢阻肺患者的运动不包括（　　）。

A. 缩唇呼吸　　B. 胸式呼吸

C. 下肢肌力锻炼　　D. 慢跑

2. 判断题

（1）慢阻肺的标志性症状是气短或呼吸困难：早期在劳动时出现，后逐渐加重，以致在日常活动甚至休息时也感到气短。（　　）

（2）在运动过程中如出现不适，如呼吸困难、面色苍白等情况，应马上停止运动。（　　）

（3）运动以舒缓运动为主，避免剧烈运动，确保运动的安全性。常取20%～30% $VO_{2\ max}$ 或 W_{max} 为下肢运动强度。（　　）

（4）引起慢阻肺的致病因素很多，其中主要由环境因素所致。

（　　）

参考答案

1. 选择题：（1）A；（2）D；（3）A；（4）B。

2. 判断题：（1）√；（2）√；（3）×；（4）√。

推荐书目

葛均波等.2007.内科学（第八版）.北京：人民卫生出版社.

何成奇等.2008.内外科疾病康复学.北京：人民卫生出版社.

文红，郑劲平.2006.慢性阻塞性肺疾病患者肺康复下肢运动处方的制订.中国康复医学杂志，21（9）：860-863.

王丹，菅丽.2013.运动处方改善老年慢性阻塞性肺疾病患者肺功能的效果.现代临床护理，（11）：22-25.

张净，闫汝蕴.2010.COPD患者肺康复运动处方研究进展.中国康复医学杂志，（12）：1220-1224.

第十二章 颈椎病运动指导

知识点汇总

➤ 知识点一：颈椎病的定义

颈椎病是由颈椎椎间盘组织退行性病变及其继发性颈椎骨性病理改变累及其周围组织结构（神经根、脊髓、椎动脉、交感神经等），并出现相应的临床症状的疾病。

➤ 知识点二：颈椎病的分型

颈椎病可分为颈型、神经根型、脊髓型、椎动脉型、交感神经型及其他型。

➤ 知识点三：颈椎病致病因素

颈椎病的致病因素包括退行性病变、慢性劳损、外伤史、发育性椎管狭窄、代谢因素、精神因素及其他因素。

➤ 知识点四：颈椎病患者的康复运动指导

颈椎病的治疗手段以锻炼颈肩部肌肉力量为主。颈部牵伸及力量练习可增强颈椎区血液循环及代谢物吸收，消除水肿，解除痉挛，调节应力，减轻症状；也可增强颈部肌力，防止肌肉萎缩，提高耐受力，增强颈椎的稳定性，增加颈椎活动度，从而提高和巩固疗效，防止复发。

颈椎病的概述

颈椎病是由颈椎椎间盘组织退行性病变及其继发性颈椎骨性病理改变累及其周围组织结构（神经根、脊髓、椎动脉、交感神经等），并出现相应的临床症状。颈椎病的发病率为10%～20%，并呈现出增高的趋势。高发与中老年，但伏案工作者发病率最高。

临床上将颈椎病分为以下几型：颈型、神经根型、脊髓型、椎动脉型、交感神经型、其他型。

颈椎病的症状多样而复杂，与所患颈椎病的类型有关，但往往单纯的类型少，多为混合型颈椎病。主要的临床症状主要有：

✧ 头颈肩背手臂酸痛，颈脖子僵硬，活动受限。

✧ 一侧肩背部沉重感，上肢无力，手指发麻，肢体皮肤感觉减退，手握物无力，有时不自觉地握物落地。

✧ 严重的可伴有下肢无力，行走时如踩棉花的感觉、头晕头痛等。

目前颈椎病的致病因素有很多，常见的包括：退行性病变、慢性劳损、外伤史、发育性椎管狭窄、代谢因素、精神因素及其他因素。

颈椎病患者的运动康复指导

颈椎病的运动训练，主要是通过颈部牵伸及力量练习，增强颈椎区血液循环及代谢物吸收，消除水肿，解除痉挛，调节应力，减轻症状；也可增强颈部肌力，防止肌肉萎缩，提高耐受力，增强颈椎的稳定性，增加颈椎活动度，从而提高和巩固疗效，防止复发。

早期采用运动治疗可减小不良姿势对颈椎的影响，预防或缓解颈肩痛的发生。对于有明显症状的神经根型、椎动脉型及脊髓型颈椎病患者，应在医生指导下进行，有诱发症状的动作如侧颈、转头、颈后伸等应避免。

颈椎病的运动处方以牵伸放松运动和颈部肌肉力量练习相结合，以产生轻微疲劳感为度，短暂休息后即可恢复活力。每个动作做10～20次，也可根据自身情况进行适当调整，运动时间持续15～20分钟，每周3～4次，锻炼间隙不宜超过3天。

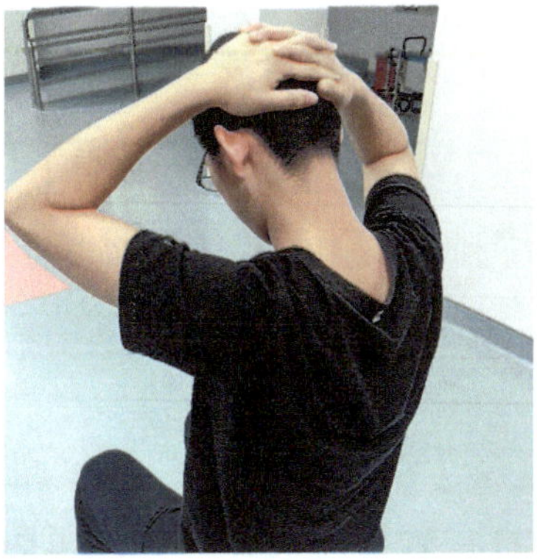

图11-1　牵伸颈后部肌肉

颈椎病患者禁忌做大幅度的颈部环绕动作，防止椎动脉和颈部神经受压迫而产生头痛、晕厥以及肩臂疼痛、手指发麻的症状。

➤ 颈部肌肉牵伸

牵伸颈后部肌肉

【动作要领】坐位，双手交叉放在脑后，将头部垂直向下按，尽可能使下巴接触胸部（图11-1）。

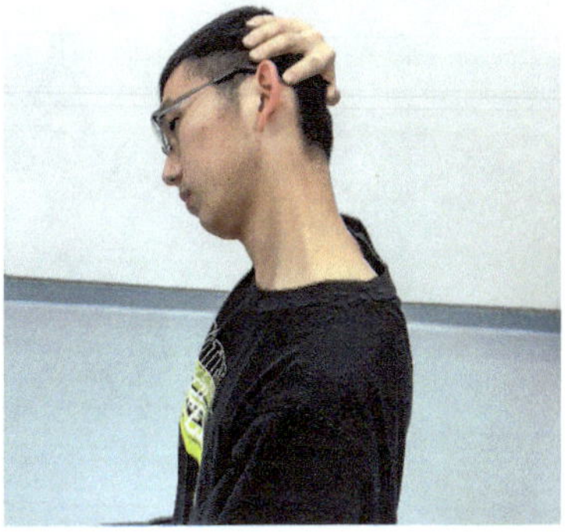

图11-2　牵伸颈两侧肌肉

牵伸颈两侧肌肉

【动作要领】坐位，将右手置于后头顶附近，将头向右侧拉，使头尽可能地靠近右肩（图11-2）。两侧交替进行。

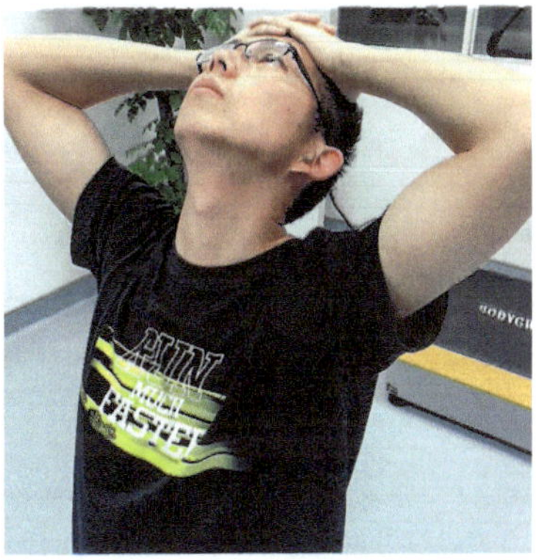

图11-3　牵伸颈前部肌肉

牵伸颈前部肌肉

【动作要领】坐位，双手交叉置于前额，将头向后拉，使鼻子尽量正对天花板（图11-3）。

➢ 颈部健身操

颈部健身操是根据上述运动指导方案大体原则进行系统综合后编排而成，简单有效。

动作一：环转运动

【动作要领】头部呈回缩姿势，抬起下巴，头部尽量后仰。由左前向右后缓慢转动头部，再由右后向左前缓慢转动头部（图11-4）。10次为1组，每天做6～8组。

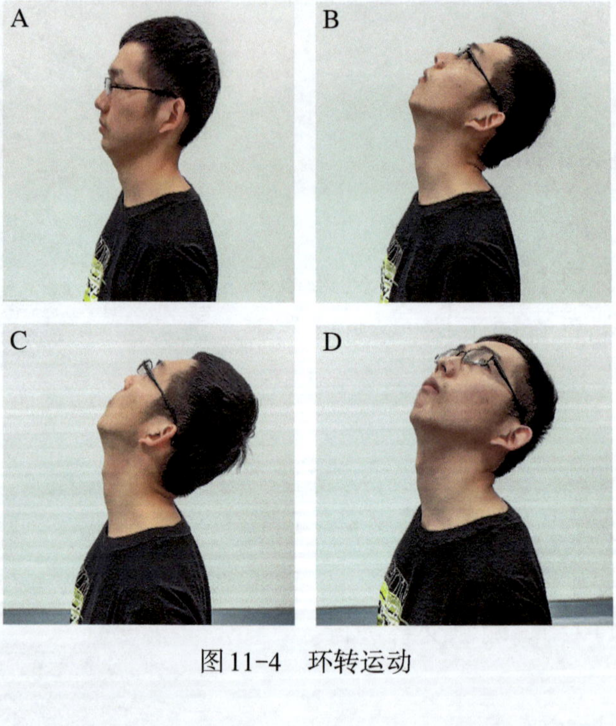

图11-4　环转运动

动作二：回缩下巴

【动作要领】坐位，平视前方并完全放松。缓慢且平稳地向后移动头部，眼睛平视前方，不要让头部向后倾斜，也不要向上看。当头部向后移动到最大幅度后，双手放在下巴上，辅助头部慢慢地向后推（图11-5）。保持几秒钟后放松，这时头部和颈部会恢复自然突出的姿势。重复10～20次。

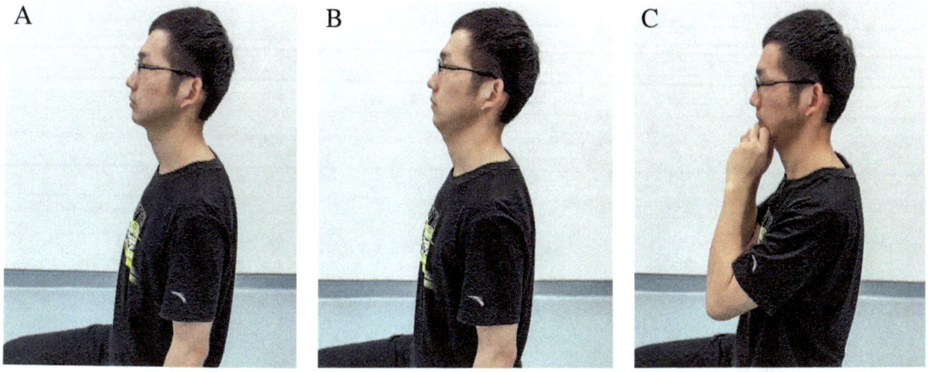

图11-5 回缩下巴

动作三：转头推臂

【动作要领】坐位，头尽力向左转，左手经体前伸向右肩上方，还原。反方向重复动作（图11-6）。

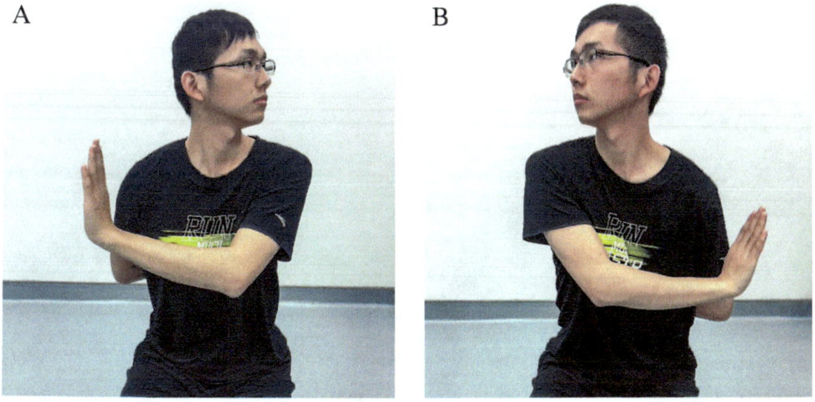

图11-6 转头推臂

动作四：牵伸左右颈部

【动作要领】坐位，颈项向左侧弯，左手经头顶上方触右耳，将头缓慢向左拉。反方向重复动作（图11–7）。

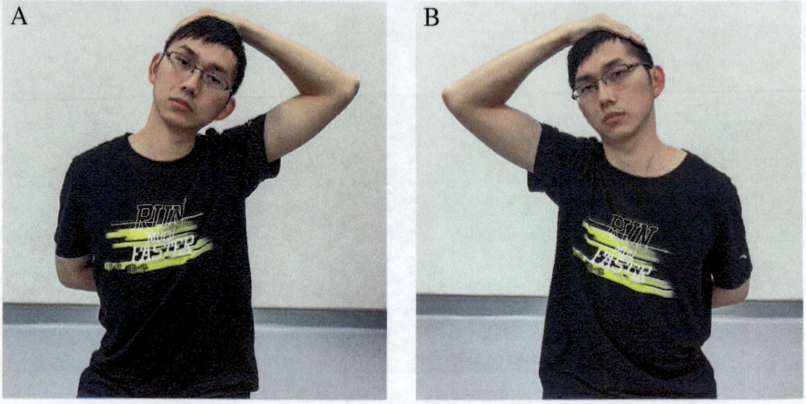

图11–7　牵伸左右颈部

动作五：旋臂转头

【动作要领】站立位，低头含胸，两臂在胸前交叉，尽量伸向对侧。挺胸，两肘屈曲与肩平，尽量呈90°，掌心向前，前臂向后用力，头向左转。反方向重复动作（图11–8）。

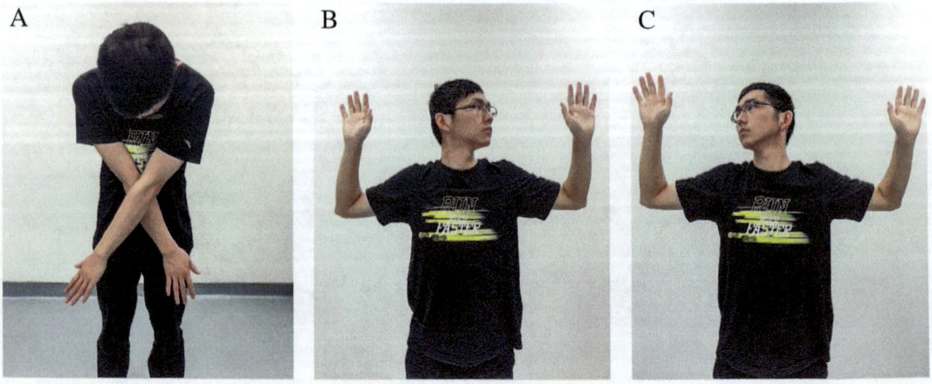

图11–8　旋臂转头

动作六：抱头后仰

【动作要领】双手抱与脑后，手指交叉，稍低头，两肘向两侧张开。用力抬头，两手向前用力对抗，不使头后仰（图11-9）。

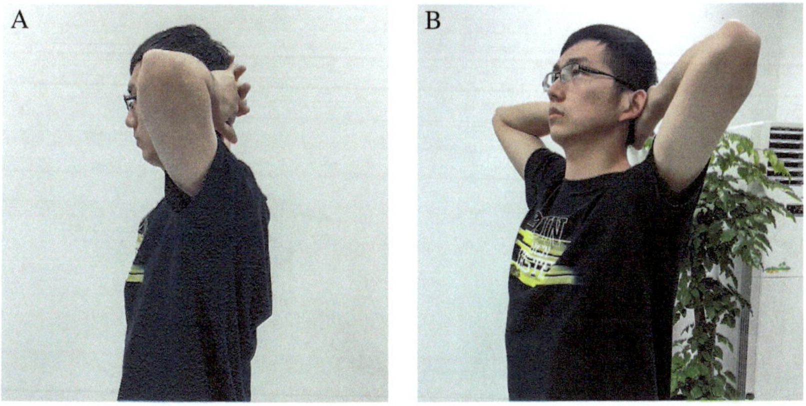

图11-9　抱头后仰

动作七：手臂后伸仰头

【动作要领】低头含胸，双手伸于背后，手指交叉肘半屈，手心向上。挺胸，用力伸肘，同时翻掌向下，后项部向上伸，放松还原（图11-10）。

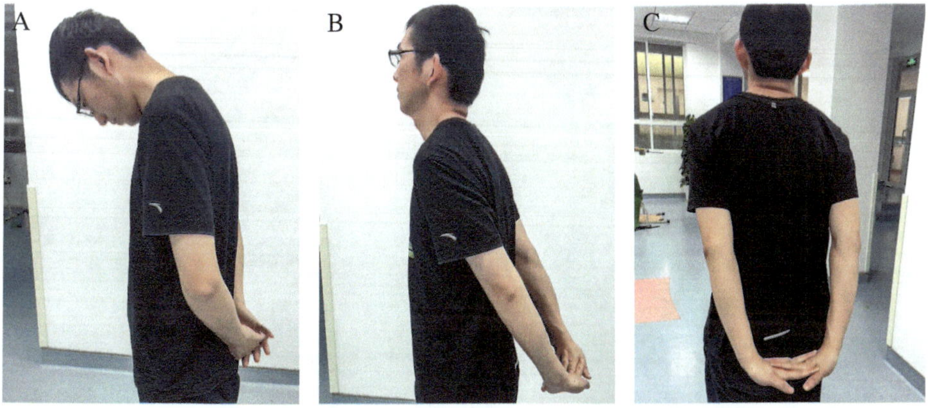

图11-10　手臂后伸仰头

动作八：交叉旋臂转头

【动作要领】右肩向外旋转至前臂垂直，掌心向前，左肩向后旋转至右手在背后，手心向上，眼视右手。反方向重复动作（图11-11）。

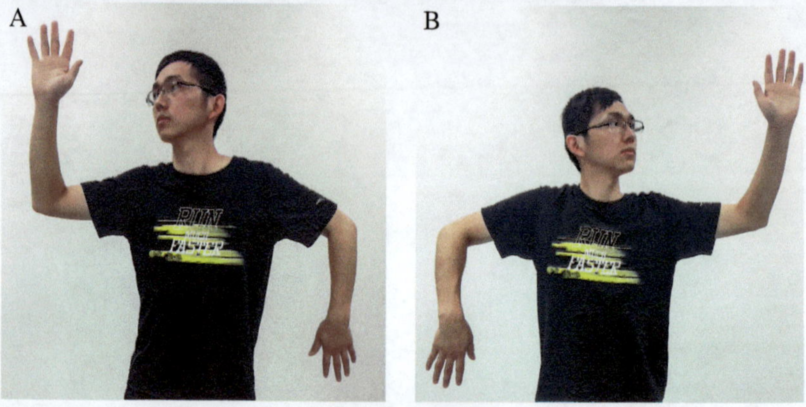

图11-11　交叉旋臂转头

动作九：交叉举臂

【动作要领】两臂半屈在体前交叉，上举至头顶，抬头眼视双手。两臂分开，经体侧回落到准备姿势（图11-12）。

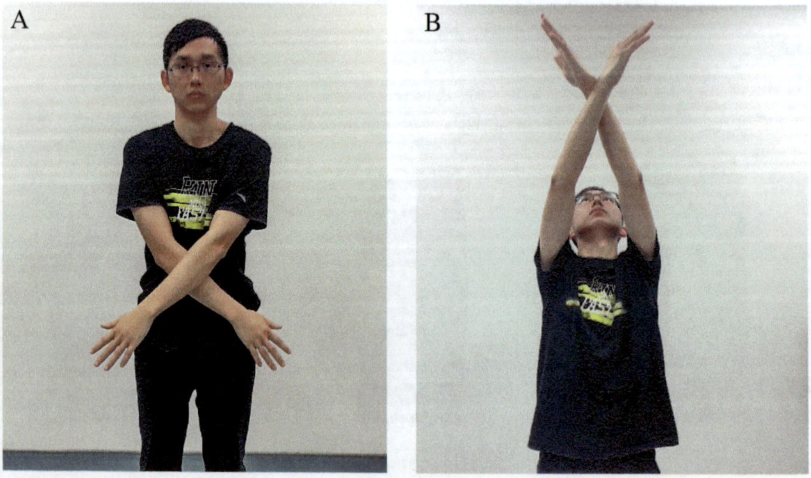

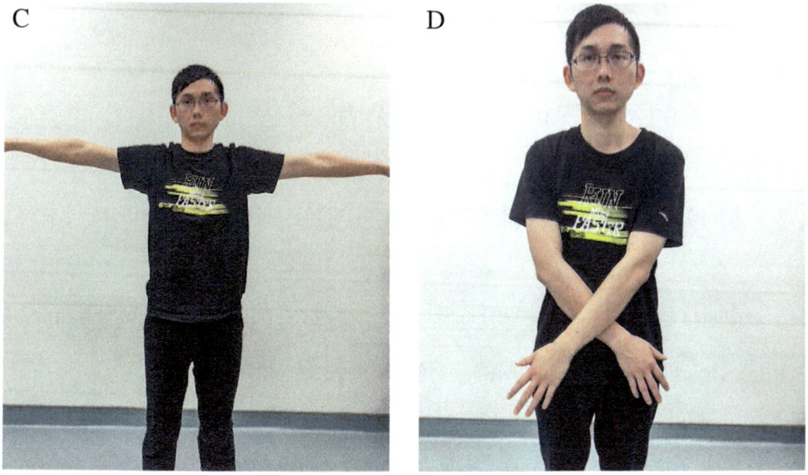

图11-12　交叉举臂

互动学习

1. 选择题

（1）颈椎病常见的临床症状不包括（　　）。

A. 上肢无力　　B. 手指发麻

C. 颈部活动受限　　D. 颈部发热

（2）以下不属于颈椎病常见致病因素的是（　　）。

A. 慢性劳损　　B. 外伤史

C. 退行性病变　　D. 遗传因素

（3）关于颈椎病运动指导的说法，错误的是（　　）。

A. 增加颈部肌肉力量　　B. 改善颈部活动度

C. 使颈椎病痊愈　　D. 防止肌肉萎缩

（4）关于颈部肌肉力量练习，说法错误的是（　　）。

A. 以静力性抗阻为主

B. 以自己能承受的最大负荷练习

C. 从最小负荷开始，循序渐进

D. 动作缓慢，用力均匀

2. 判断题

（1）严重的颈椎病可伴有下肢无力，行走时如踩棉花的感觉、头晕头痛等。（ ）

（2）侧颈、转头、颈后伸等锻炼方式适用于所有类型的颈椎病。（ ）

（3）颈椎病常见的致病因素包括：退行性病变、慢性劳损、外伤史、发育性椎管狭窄、代谢因素、遗传因素等。（ ）

（4）运动量以产生轻微疲劳感为度，短暂休息后即可恢复活力。每个动作次数也可根据自身情况进行适当调整。（ ）

参考答案

1. 选择题：（1）D；（2）D；（3）C；（4）B。

2. 判断题：（1）√；（2）×；（3）×；（4）√。

推荐书目

陆廷仁.2007.骨科康复学.北京：人民军医出版社.

美国运动医学学会.2010.ACSM运动测试与运动处方指南.王正珍译.北京：人民卫生出版社.

杨静宜，徐俊华.2005.运动处方学.北京：高等教育出版社.

刘志民.2001.颈椎病人的运动处方.现代康复，5（7）：22-24.

图书在版编目(CIP)数据

老年人常见慢性病运动康复指导/上海市学习型社会建设与终身教育促进委员会办公室编. —北京:科学出版社,2015.7
上海市老年教育普及教材
ISBN 978-7-03-044853-8

Ⅰ.①老… Ⅱ.①上… Ⅲ.①老年人—常见病—慢性病—运动疗法 ②老年人—常见病—慢性病—康复 Ⅳ.①R592

中国版本图书馆CIP数据核字(2015)第126906号

老年人常见慢性病运动康复指导
上海市学习型社会建设与终身教育促进委员会办公室
责任编辑/潘志坚 朱 灵

科学出版社 出版
北京东黄城根北街16号 邮编:100717
www.sciencep.com
广东虎彩云印刷有限公司

开本 787×1092 1/16 印张 7 1/4 字数 90 000
2025年8月第一版第十四次印刷

ISBN 978-7-03-044853-8
定价:45.00元